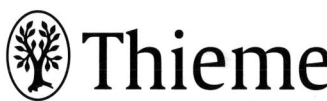

Agomelatin – von der Forschung zur klinischen Praxis

Michael Landgrebe
Göran Hajak

20 Abbildungen
15 Tabellen

Georg Thieme Verlag
Stuttgart · New York

Anschriften:

Priv.-Doz. Dr. med. Michael Landgrebe
Medizinische Einrichtungen des Bezirks Oberpfalz
GmbH
Universitätsstr. 84
93053 Regensburg
E-Mail: michael.landgrebe@medbo.de

Prof. Dr. med. Göran Hajak
Sozialstiftung Bamberg
St.-Getreu-Str. 14–18
96049 Bamberg
E-Mail: psychiatrie@sozialstiftung-bamberg.de

Bibliografische Information
Der Deutschen Bibliothek
Die Deutsche Bibliothek verzeichnet diese Publikation
in der Deutschen Nationalbibliographie; detaillierte
bibliographische Daten sind im Internet über
http://dnb.ddb.de abrufbar

Die Publikation wurde unterstützt von Servier
Deutschland GmbH, München.

Wichtiger Hinweis: Wie jede Wissenschaft ist die Medizin ständigen Entwicklungen unterworfen. Forschung und klinische Erfahrung erweitern unsere Erkenntnisse, insbesondere was Behandlung und medikamentöse Therapie anbelangt. Soweit in diesem Werk eine Dosierung oder eine Applikation erwähnt wird, darf der Leser zwar darauf vertrauen, dass Autoren, Herausgeber und Verlag große Sorgfalt darauf verwandt haben, dass diese Angabe **dem Wissensstand bei Fertigstellung des Werkes** entspricht.
Für Angaben über Dosierungsanweisungen und Applikationsformen kann vom Verlag jedoch keine Gewähr übernommen werden. **Jeder Benutzer ist angehalten**, durch sorgfältige Prüfung der Beipackzettel der verwendeten Präparate und gegebenenfalls nach Konsultation eines Spezialisten festzustellen, ob die dort gegebene Empfehlung für Dosierungen oder die Beachtung von Kontraindikationen gegenüber der Angabe in diesem Buch abweicht. Eine solche Prüfung ist besonders wichtig bei selten verwendeten Präparaten oder solchen, die neu auf den Markt gebracht worden sind. **Jede Dosierung oder Applikation erfolgt auf eigene Gefahr des Benutzers.** Autoren und Verlag appellieren an jeden Benutzer, ihm etwa auffallende Ungenauigkeiten dem Verlag mitzuteilen.

© 2011 Georg Thieme Verlag
Rüdigerstraße 14
D-70469 Stuttgart
Telefon: + 49/07 11/89 31-0
Unsere Homepage: http://www.thieme.de

Printed in Germany

Zeichnungen: Christiane von Solodkoff, Neckargmünd
Umschlaggestaltung: Thieme Verlagsgruppe
Satz: stm | media GmbH, Köthen
Druck: Grafisches Centrum Cuno, Calbe

ISBN 978-3-13-164661-3   1 2 3 4 5 6

Vorwort

Depression ist eine Erkrankung, in der biologische Rhythmen des Menschen vor allem innerhalb des 24-Stunden-Tagesrhythmus (der „zirkadianen" Rhythmik) verflacht, verschoben und desynchronisiert sind. Schwankungen von Affekt und Antrieb, Schlaf- und Vigilanzstörungen sowie Appetitlosigkeit sind klinische Zeichen dieser Störung. Das in vielen Ländern der Welt erhältliche Antidepressivum Agomelatin (Valdoxan®) greift mit einem neuartigen Wirkmechanismus in diese gestörten Rhythmen ein und stellt einen innovativen Therapieansatz in der Behandlung depressiver Störungen dar.

Agomelatin wirkt synergistisch als Agonist an melatonergen MT_1- und MT_2-Rezeptoren im zentralnervösen, zirkadianen System und als Antagonist an postsynaptischen, serotonergen $5\text{-}HT_{2C}$-Rezeptoren. Die MT_1- und MT_2- sowie $5\text{-}HT_{2C}$-Rezeptorwirkung resynchronisiert, verstärkt und stabilisiert biologische Rhythmen, die postsynaptisch-serotonerge Wirkung des Agomelatins als Antagonist an $5\text{-}HT_{2C}$-Rezeptoren verstärkt zudem indirekt die noradrenerge und mesolimbische Dopaminübertragung. Gleichzeitig verbessert der $5\text{-}HT_{2C}$-Rezeptor-antagonistische Effekt das Durchschlafen und fördert den Tiefschlaf. Somit werden Kernsymptome der Depression wie Stimmungsschwankungen, Antriebsstörungen, Angst und gestörter Schlaf-Wach-Rhythmus effektiv behandelt. Im Gegensatz zu anderen, den Schlaf fördernden Antidepressiva sind bei Agomelatin klassisch sedierende Effekte nicht vorherrschend und das spezifische Rezeptorprofil und die kurze Eliminationshalbwertszeit machen das Medikament gut verträglich.

Diese Charakteristika von Agomelatin (Valdoxan®) und die seiner Wirkung zugrunde liegenden Eigenschaften werden in dieser Monografie auf der Basis publizierter, wissenschaftlicher Daten detailliert dargestellt.

Prof. Dr. med. Göran Hajak, MBA
Klinik für Psychiatrie, Psychotherapie
und Psychosomatik der Sozialstiftung Bamberg

Priv.-Doz. Dr. med. Michael Landgrebe
Klinik und Poliklinik für Psychiatrie
und Psychotherapie
der Universität Regensburg

Inhaltsverzeichnis

7 Sicherheit und Verträglichkeit

8 Literatur

9 Sachverzeichnis

1 Einleitung

1.1 Depression als Volkskrankheit

Depressionen zählen zu den häufigsten Erkrankungen in der Bevölkerung. Die weltweite Prävalenz wird auf 12–17 % geschätzt, wobei die Weltgesundheitsorganisation eine zunehmende Störung der Leistungsfähigkeit und des Wohlbefindens der Einwohner v. a. industrialisierter Staaten unserer Welt durch Depressionen voraussagt (Brhlikova et al. 2011). Jede vierte Frau und jeder achte Mann erkranken in Deutschland bis zu ihrem 65. Lebensjahr an einer behandlungsbedürftigen Depression (Jacobi et al. 2004). Die daraus resultierende hohe Zahl von 4 Millionen gleichzeitig erkrankter Personen verdeutlicht, dass die Versorgung dieser Patienten v. a. durch niedergelassene Fachärzte und Hausärzte gesichert werden muss (Wittchen u. Pittrow 2002). Im praktischen Umgang mit den zahlreichen Patienten ist dies von erheblicher Bedeutung, denn psychische Erkrankungen sind stigmatisiert, ebenso wie die Psychopharmakotherapie (Schomerus et al. 2009). Umso bedeutsamer ist für Patienten und Ärzte das Verstehen der psychobiologischen Hintergründe der Depression und ihrer modernen Behandlungsmöglichkeiten. Innovative Modelle der Depression haben in den letzten Jahren den klinischen Zugang zur Depressionsbehandlung erleichtert. Hierzu gehört u. a. die Vorstellung, dass depressive Störungen etwas mit der Psychobiologie des Menschen zu tun haben.

1.2 Depressionsmodelle

Patienten lassen sich leichter zu einer Behandlung motivieren, wenn ihr Arzt ihnen wissenschaftlich sachgerecht vermitteln kann, warum und wodurch ihre Depression entstanden ist und wie sie deshalb spezifisch behandelt werden kann.

In der Annahme, die Depression stellt – neben psychodynamischen, sozialen, genetischen und anderen ursächlichen sowie auslösenden Faktoren – einen zerebralen „Mangel" der Botenstoffe Serotonin und Noradrenalin, aber auch Dopamin dar, entwickelte sich die „**Monoaminmangel-Hypothese**" in der Vergangenheit als zentrales Paradigma zur Erklärung depressiver Störungen. Die Depression wird mittlerweile als deutlich komplexere Störung verschiedenster Transmittersysteme verstanden, mit genetisch bedingten Veränderungen der Transportergene von Botenstoffen (z. B. Serotonin-Transporter), veränderten Rezeptorstrukturen und Rezeptordichten. Auch weitere Botenstoffsysteme, wie etwa GABAerge, glutamaterge und dopaminerge Systeme (Sanacora et al. 2004, Bajbouj et al. 2006, Papakostas 2006, Sher et al. 2006), sind vermutlich an der Genese depressiver Erkrankungen beteiligt. Eine besondere Rolle spielt die sog. Stressachse des menschlichen Organismus, an der im Wesentlichen der Hypothalamus, die Hypophyse und die Nebennierenrinde beteiligt sind („**HPA-Achsen-Störung der Depression**"). Durch lang anhaltende Stressphasen können sich die Regelkreise in diesem System dauerhaft verändern (Pariante u. Lightman 2008, Wasserman et al. 2010). Dies kann mit einer anhaltenden Erhöhung des Cortisonspiegels einhergehen. Vor allem Gehirnregionen wie der Hippocampus, aber auch andere limbische Strukturen können dadurch anhaltend geschädigt werden. Hierbei kann die neuronale Struktur umgebaut werden und betroffene Nervennetzwerke verändern nachhaltig ihre Funktion („**Störung der Neuroplastizität**") (Calabrese et al. 2009).

Alle diese Veränderungen finden sich in einem biologischen System des Menschen, das täglich einen seit Tausenden von Jahren entwickelten, geordneten Ablauf zwischen Tag und Nacht, Wachen und Schlafen, Aktivität und Ruhe durchlaufen muss. Sie stehen damit in engem Kontext mit einer veränderten zirkadianen Rhythmik depressiver Patienten und der Vorstellung der „**Depression als einer zirkadianen Rhythmusstörung**". Hierbei versteht man die Depression als eine Erkrankung, in der biologische Rhythmen des Menschen innerhalb des 24-Stunden-Tagesrhythmus (der „zirkadianen" Rhythmik) verflacht, verschoben und zueinander desynchronisiert sind (Emens et al. 2009, Hajak u. Landgrebe 2010a–c, Monteleone et al. 2010). Schwankungen von Affekt und Antrieb im Tagesverlauf, Schlaf- und Vigilanzstörungen sowie Appetitlosigkeit sind für jedermann sichtbare, klinische Zeichen dieser Störung.

1.3 Zirkadiane Regulation des Menschen

Zahlreiche psychische und biologische Funktionen des menschlichen Körpers folgen rhythmischen Abläufen, die zirkadian organisiert sind, z. B. der Wechsel von Wachen und Schlafen, die Variation der Körperkerntemperatur oder die Sekretion von Hormonen wie Cortisol, Thyreoidea-stimulierendem Hormon oder Melatonin. Vor Kurzem wurde nachgewiesen, dass es einen zentralen „Taktge-

ber" gibt, der die unterschiedlichen rhythmischen Funktionen des Körpers zueinander koordiniert (Yamaguchi et al. 2003). Dieser befindet sich in den Nuclei suprachiasmatici (englisch: suprachiasmatic nuclei = SCN) des Zentralnervensystems, die, lokalisiert in enger räumlicher Nähe zum Chiasma opticum, über sich rhythmisch entladendende Nervenzellen verfügen und dem Körper einen Rhythmus mit einer Periodenlänge von ungefähr 24 Stunden vorgeben. Diese zentrale „Master-Clock" ist in der Lage, die unterschiedlichsten biologischen Rhythmen des Menschen aufeinander abzustimmen und zu synchronisieren. Eine wesentliche Rolle dabei spielt das (Tages-)Licht, das durch direkte Verbindungen von der Netzhaut Einfluss auf die Nuclei suprachiasmatici nehmen und somit unseren Rhythmus beeinflussen kann (Abb. 1.1).

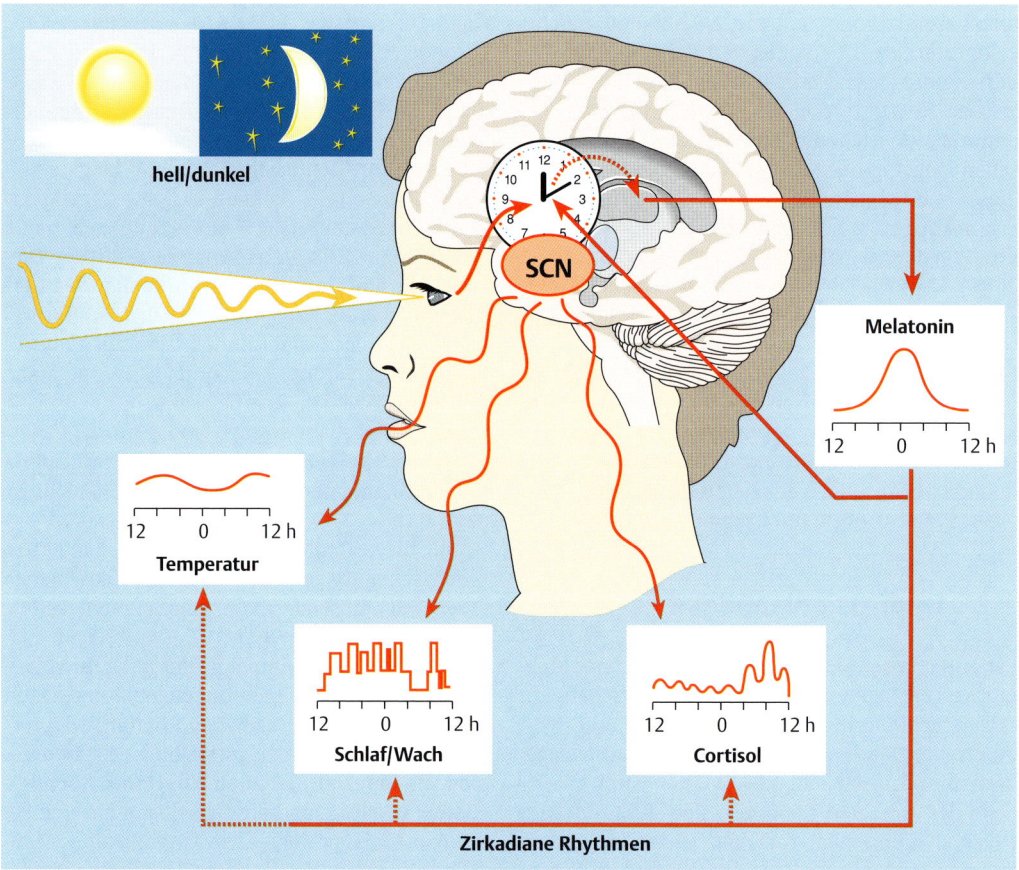

Abb. 1.1   Das zirkadiane System der inneren Uhr (Nucleus suprachiasmaticus [englisch suprachiasmatic nucleus = SCN]) und die Regulation zirkadianer Rhythmen.

1.4 Zirkadiane Biologie bei Depression

Über Jahrtausende hinweg war der tägliche Wechsel von Tag und Nacht der zentrale Taktgeber im Rhythmus des Menschen. Mit der Entdeckung der Elektrizität änderte sich dies jedoch fundamental. Von da an gab es keinen zwingenden Grund mehr, sich diesem Grundrhythmus der Natur anzupassen. In der Folge lebten immer mehr Menschen entgegen ihren inneren Rhythmusvorgaben (Basner et al. 2007), ohne sich zu fragen, ob sie durch dieses Verhalten ihrer Gesundheit Schaden zufügen können. In der Tat häufen sich in letzter Zeit die Hinweise, dass eine ständige Störung des normalen Tagesablaufs, wie es beispielsweise bei Schichtarbeitern der Fall ist, einen ganz entscheidenden Risikofaktor für verschiedenste Gesundheitsstörungen, auch die Depression, darstellt (Blask 2009, Rauchenzauner et al. 2009, Violanti et al. 2009, Pietroiusti et al. 2010). Dem entspricht, dass auch chronische Schlafstörungen einen wesentlichen Risikofaktor für die Entstehung einer Depression darstellen (Riemann 2009).

Zahlreiche neurobiologische Befunde rechtfertigen es mittlerweile, die Depression als eine zirkadiane Rhythmusstörung zu verstehen (Hajak u. Landgrebe 2010c) (Tab. 1.1).

> Zirkadiane Rhythmen sind bei depressiven Patienten verflacht und phasenverschoben.

Tab. 1.1 Gestörte zirkadiane biologische Rhythmen bei Depression (nach Hajak u. Popp 2008)

- **Körperkerntemperatur:** Diese wesentliche, autonome Größe zirkadianer Rhythmik ist erhöht, die Amplitude vermindert und der Phasenverlauf verschoben.
- **Schlaf-Wach-Funktion:** Nächtliche Schlaflosigkeit („Insomnie") mit Ein- und Durchschlafstörungen und Früherwachen sowie Müdigkeit und Schläfrigkeit am Tage („Hypersomnie") sind Seismografen einer gestörten Rhythmik und Prädiktoren für die Erstmanifestation und das Wiederauftreten einer depressiven Episode.
- **Thyroidea-stimulierendes Hormon (TSH):** Die gestörte Sekretionsrhythmik ist abhängig vom Schweregrad, bessert sich bei Remission und verhält sich reziprok zur Thermoregulation.
- **Hypothalamus-Hypophysen-Nebennierenrinden-Achse:** Die umfassend erforschte Hyperaktivität der Stressachse zeigt sich zirkadian als im Basislevel erhöhte, in der Phase verschobene und in der Amplitude verflachte Cortisol-Plasmakonzentration.
- **Melatonin:** Das durch die innere Uhr des Menschen (die Nuclei suprachiasmatici) gesteuerte und aus der Zirbeldrüse (Pinealis) freigesetzte Melatonin ist in seiner nächtlichen Ausschüttung und Amplitude vermindert, ein Befund, der auch in Remission noch zu sehen ist.

Biologische Funktionen, die üblicherweise einer geregelten 24-Stunden-Rhythmik folgen, sind bei depressiven Patienten in ihrer Amplitude zumeist vermindert (**„Rhythmusverflachung"**) (Abb. 1.2). Die Lage des Maximums oder Minimums im 24-Stunden-Tag ist verschoben (**„Phasenverschiebung"**), ebenso wie die Rhythmen biologischer Funktionen zueinander (**„Desynchronisation"**). Daher konnten bei affektiven Erkrankun-

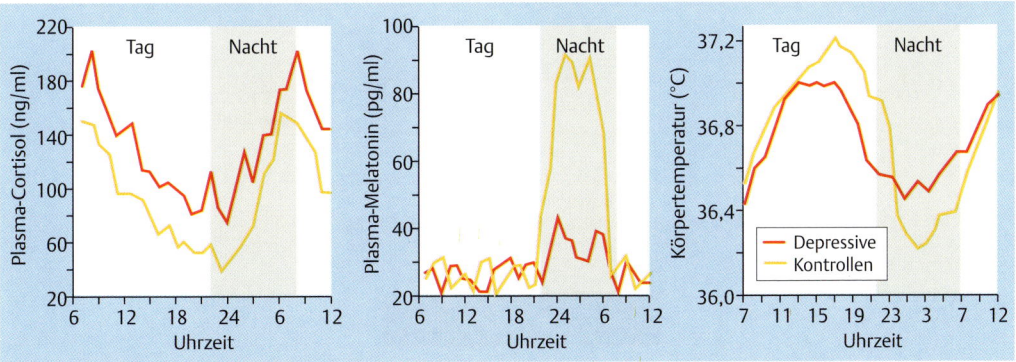

Abb. 1.2 Verflachte, in der Amplitude verminderte und verschobene Kurven der Körperkerntemperatur und der Plasmaspiegel des Pinealishormons Melatonin und des Nebennierenhormons Cortisol als Zeichen einer zirkadianen Störung depressiver Patienten (nach Souetre et al. 1988b, Souetre et al. 1989).

gen Störungen der tageszeitlichen Schwankung der Körperkerntemperatur, der Serumkonzentration des Nebennierenhormons Cortisol, der Sekretion des Zirbeldrüsenhormons Melatonin (Abb. 1.2) oder der Produktion des Thyreoideastimulierenden Hormons (TSH) gefunden werden. Der Schweregrad depressiver Symptome korreliert mit der Ausprägung dieser Veränderungen (Souetre et al. 1988a, Souetre et al. 1988b, Thase 2006, Lam 2008, Turek 2008).

Während das korrelative Zusammenspiel von Depression und gestörten zirkadianen Rhythmen weitgehend akzeptiert wird, sind der kausale Zusammenhang und die Spezifität dieser Befunde weniger gut wissenschaftlich geklärt. Immerhin liegen umfangreiche Daten vor, dass eine gestörte zirkadiane Funktion der Hypothalamus-Hypophysen-Nebennierenrinden-Achse depressionsfördernd im Sinne einer Kausalkette von Rhythmusstörung zu Depression ist, chronische Schlaf-Wach-Störungen in prospektiven Studien das Risiko für das Entstehen einer Depression vervielfachen, Schlafstörungen entscheidende Prädiktoren für die Erstmanifestation und das Wiederauftreten einer remittierten affektiven Erkrankung sind oder Schichtarbeiter eine erhöhte Häufigkeit von Depressionen aufweisen (Hajak u. Landgrebe 2010a–c).

1.5   Modell der zirkadianen Rhythmusstörung der Depression

Als Resultat der Daten zur gestörten Chronobiologie depressiver Patienten wird heute ein pathophysiologischer Prozess angenommen, in dem individuelle genetische Grundlagen der biologischen Biorhythmik (z.B. eine vulnerable innere Uhr) zusammen mit sozialen, psychischen und körperlichen Belastungen der Verhaltensrhythmik (z.B. akute Belastungsreaktion, chronischer Stress, körperliche Erkrankung) zu einer Dekompensation des zirkadianen Systems führen (Hajak u. Landgrebe 2010a). Verstärkt durch störende externe Zeitgeber (Schichtarbeit, Lichtmangel, frühes Wecken nach unzureichendem Schlaf) desynchronisiert die biologische Rhythmik und der Patient wird depressiv. Die moderne chronobiologische Therapie der Depression setzt dann bei der Rhythmusstörung an (Abb. 1.3).

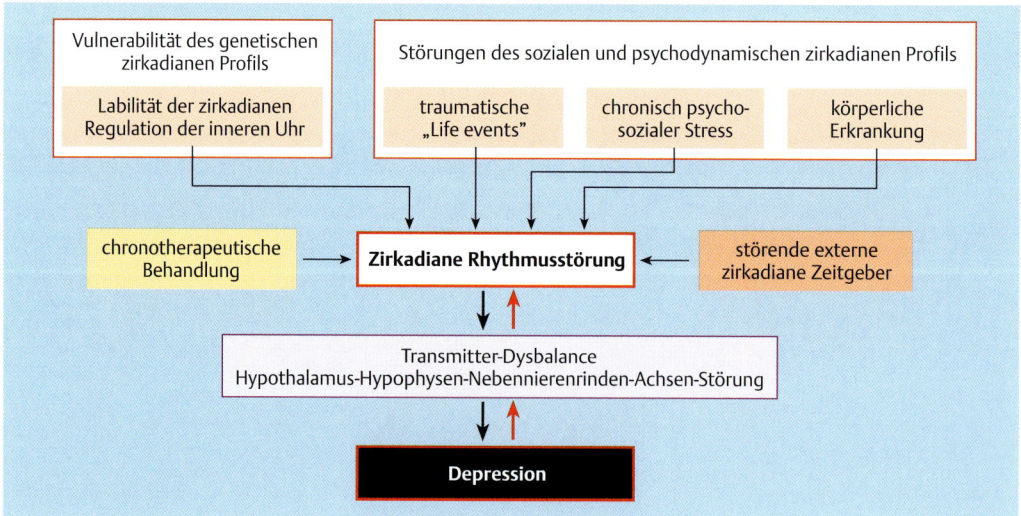

Abb. 1.3   Modell der zirkadianen Regulationsstörung depressiver Störungen (nach Hamon u. Bourgoin 2006, Hajak u. Landgrebe 2010a).

1.6 Zirkadiane Symptomatik der Depression

Versteht man Depressionen als eine chronobiologische Erkrankung, so lassen sich zahlreiche Symptome der Depression unter dem Blickwinkel einer zirkadianen Störung verstehen. Klinisch weisen vor allem Schlafstörungen als regelmäßig die Depression begleitende Symptome sowie Antriebsstörungen auf eine zirkadiane Alteration des Ruhe-Aktivitäts-Musters des Betroffenen hin (Abb. 1.**4**).

> Zahlreiche Symptome der Depression zeigen eine zirkadiane Rhythmusstörung an.

1.7 Nicht medikamentöse Chronotherapie der Depression

Entsprechend des Modells der zirkadianen Rhythmusstörung einer Depression können therapeutische Verfahren Erfolg versprechend sein, wenn sie gestörte zirkadiane Rhythmen synchronisieren und in ihrer Amplitude normalisieren und mit externen Zeitgebern klare Signale zur Stabilisierung der inneren Rhythmik geben (Benedetti et al. 2007, Hajak u. Popp 2008, 2009, Gorwood 2010, Hajak 2010, Hatzinger 2010). Dies gilt z.B. für z.T. schon lange etablierte antidepressive Verfahren wie Wachtherapie im Sinne partieller oder kompletter Schlafdeprivation (Hemmeter et al. 2010), Phasenvorverschiebung der Schlafperiode (Berger et al. 2003), Lichttherapie mit hellem weißem Licht (Tuunainen et al. 2004, Golden et al. 2005), aber auch für Behandlungsformen mit gezielter Aktivierung des Patienten durch leichten, regelmäßigen Sport (Nabkasorn et al. 2006, Mead et al. 2009, Ravindran et al. 2009). Die interpersonale und soziale Rhythmustherapie (IPSRT), eine spezielle Form der Verhaltenstherapie, in der der Patient lernt, Tagesabläufe und soziale Faktoren, die in den zirkadianen Rhythmus eingreifen, effektiver zu steuern und zu kontrollieren (Frank 2007, Swartz u. Frank 2008) sowie Verhaltensmaßnahmen zur Normalisierung des Schlaf-Wach-Verhaltens (Howland 2010) unterstützen dies (Abb. 1.**5**).

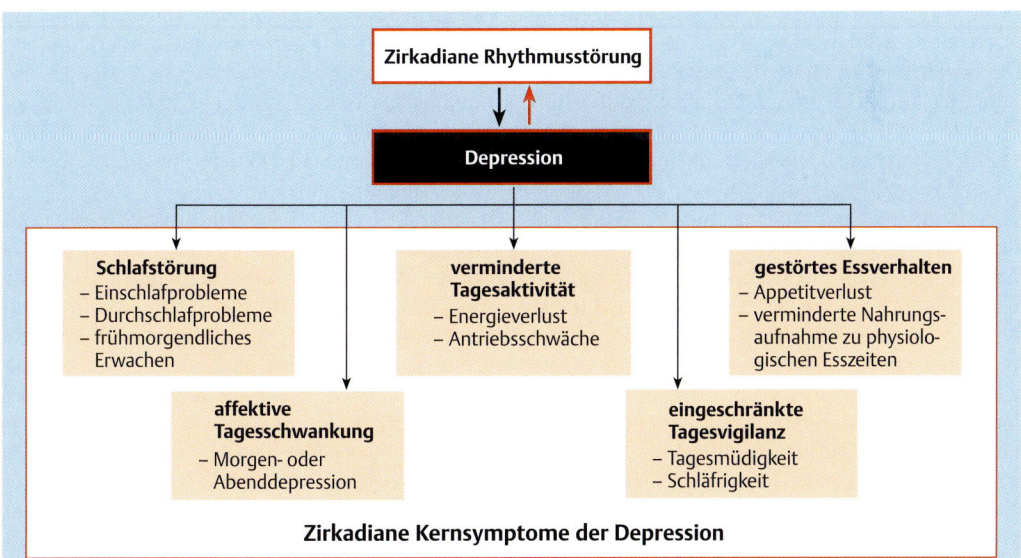

Abb. 1.**4** Symptome einer zirkadianen Rhythmusstörung bei Depression (nach Hajak 2010). Zirkadiane Rhythmusstörung (von lat. circa = um herum, dies = Tag, auch dyeu im Indo-Europäischen) = „den Tag umfassend", beschreiben gestörte biologische Prozesse, die eine Periodizität von ungefähr 24 Stunden aufweisen.

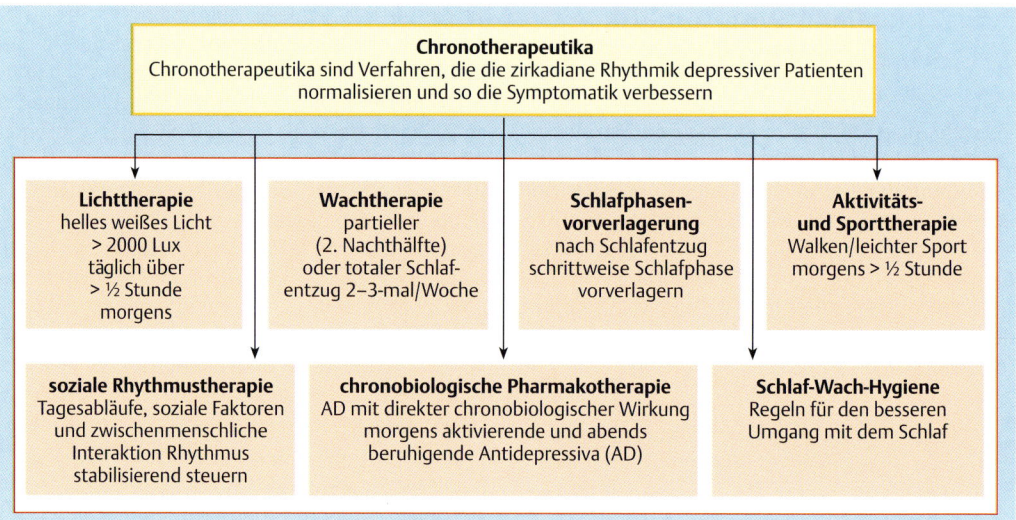

Abb. 1.**5** Wissenschaftlich geprüfte, chronotherapeutische Interventionen in der Behandlung der Depression (nach Hajak u. Popp 2008, 2009, Hajak 2010, Hajak u. Landgrebe 2010b).

1.8 Pharmakologische Chrono-therapie der Depression

Eine erfolgreiche Behandlung mit Antidepressiva, aber auch mit Substanzen zur Phasenprophylaxe wie etwa Lithium, normalisiert gestörte zirkadiane Rhythmen (Hajak u. Landgrebe 2010a–c). Nach einer erfolgreichen Therapie erhöht sich die verflachte Amplitude der zirkadianen Fluktuation der Körperkerntemperatur bei remittierten Patienten auf ein normales Maß (Souetre et al. 1988b, Souetre et al. 1989). Somit kann die Therapie mit antidepressiven Substanzen als wirksame Therapiemöglichkeit einer gestörten zirkadianen Rhythmik betrachtet werden. Medikamente, die dies in besonders effektiver Form tun, konnten bei Patienten schon in den ersten 2 Behandlungswochen zu einer schnellen Response führen. Die **chronopsychobiologische Pharmakotherapie** zielt darauf ab, die Biorhythmik durch chronobiologische Signale zu „takten", ein „Herunterregeln" biologischer Funktionen am Abend und ein „Hinaufregeln" derselben am Morgen zu bewirken. Die Substanzwahl und ihr Einsatz folgen der zirkadianen Leitsymptomatik des einzelnen Patienten.

Bei Antriebslosigkeit und Tagesschläfrigkeit wird man auf den **Antrieb steigernde Antidepressiva mit serotonerg und/oder adrenerg stimulierender Wirkung** zurückgreifen, bei de-

> Chronotherapeutische Interventionen helfen gegen Depression.

pressiven Schlafstörungen wie Ein-, Durchschlafstörungen und Frühwerwachen ein **sedierendes Antidepressivum** verordnen. Sie ermöglichen eine Therapie der depressiven Grunderkrankung ohne Abhängigkeitspotenzial. Aktivierende Antidepressiva wirken nicht nur antriebs- und vigilanzsteigernd, sondern stellen bei allein morgendlicher Gabe ein Aktivierungssignal für die zirkadiane Rhythmik dar.

Eine abendliche Gabe von **Antidepressiva mit antihistaminerger und damit schlafinduzierender Wirkung** wie beispielsweise Mirtazapin, Amitriptylin, Doxepin oder Trimipramin wirkt als chronobiologisch die nächtliche Ruhephase verstärkendes Element. Dies gilt auch für das seit Kurzem für die Behandlung affektiver Störungen in Deutschland zugelassene atypische Antipsychotikum Quetiapin, das auch eine tiefschlaffördernde Wirkung besitzt, die durch die antagonistische Wirkung an Serotonin-Rezeptoren des Subtyps 2 bedingt ist.

Adjuvant können bei Patienten mit Schlafstörungen **Hypnotika** eingesetzt werden. Das Abhängigkeitspotenzial der in dieser Indikation überwiegend eingesetzten Benzodiazepin-Rezeptor-Agonisten, v.a. bei längerer Anwendungsdauer, ist hinlänglich bekannt. Das Abhängigkeitspotenzial der ähnlich wirkenden, modernen Substanzen Zolpidem und Zopiclon ist geringer. Sie zeichnen sich zudem durch eine zeitlich umschriebene Signalwirkung auf die Biorhythmik aus (wegen ihrer kurzen Eliminationshalbwertszeit) und haben weniger Überhangeffekte, die eine unerwünschte Rhythmusverflachung verursachen würden. Eine kausale Therapie depressiver Schlafstörungen bzw. einer gestörten zirkadianen Rhythmik kann mit diesen Substanzen allein jedoch nicht erfolgreich durchgeführt werden.

Auch **Antihistaminika** und **niedrig potente Antipsychotika** wie Melperon oder Pipamperon sind zur Behandlung von Schlafstörungen zugelassen, stellen allerdings keine kausale Therapieoption der Depression dar und sind hinsichtlich ihrer chronobiologischen Potenz ungeklärt. **Retardiertes Melatonin** hat als Schlafmittel dagegen eine ausgewiesen chronobiologische Wirkung, ist allein gegeben jedoch relativ schwach schlaffördernd wirksam und für die Behandlung einer Depression nicht zugelassen.

Die melatonerge Wirkung nutzt dagegen das moderne Antidepressivum **Agomelatin**. Diese Substanz nimmt hinsichtlich seiner Wirkung auf die zirkadiane Rhythmik eine Sonderstellung ein (Hajak 2009). Neben einer antidepressiven Wirkung durch eine erhöhte Freisetzung von Noradrenalin und Dopamin v.a. im frontalen Kortex führt es durch Agonismus an den Melatonin-Rezeptoren und antagonistischer Wirkung an postsynaptischen Serotonin-Rezeptoren zu einer effektiven Normalisierung der zirkadianen Rhythmik und abhängiger systemischer Veränderungen. Agomelatin stellt damit ein Antidepressivum mit typischem chronotherapeutischem Effekt dar und eignet sich somit besonders zur kausalen Therapie der zirkadianen Rhythmusstörung bei depressiver Symptomatik.

2 Chemie von Agomelatin

2.1 Wirkstoff/generischer Name

Agomelatin (Handelsname: Valdoxan®)

2.2 Chemischer Name und Struktur

Bei Agomelatin (N-[2-(7-methoxy-1-napthyl)-ethyl]) handelt es sich um ein metabolisch stabileres Naphthalinderivat des Melatonins mit hoher Affinität zu den Melatonin-Rezeptoren. Die chemische Formel ist in Abb. 2.1 dargestellt.

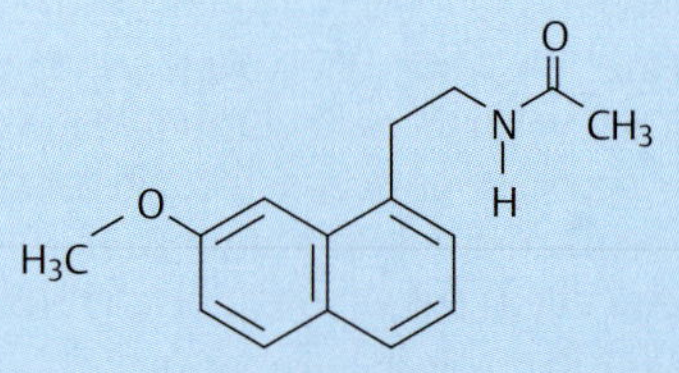

$C_{15}H_{17}NO_2$

N-[2-(7-Methoxy-1-naphthyl)ethyl]acetamid

Abb. 2.1 Chemische Formel von Agomelatin.

2.3 Pharmazeutische Eigenschaften

Jede Filmtablette enthält 25 mg Agomelatin.

Folgende Hilfsstoffe sind in den Tabletten enthalten: Lactose-Monohydrat, Maisstärke, Povidon (K 30), Carboxymethylstärke-Natrium (Typ A), Stearinsäure, Magnesiumstearat, Siliciumdioxid.

Im Filmüberzug ist enthalten: Hypromellose, Eisen(III)-hydroxid-oxid × H$_2$O, Glycerol, Macrogol 6000, Magnesiumstearat, Titandioxid sowie in der Tinte für den Aufdruck Schellack, Propylenglycol, Indigocarmin und Aluminiumsalz (E 132).

3 Pharmakologie von Agomelatin

3.1 Wirkmechanismus

Mit Agomelatin steht ein innovativer Ansatz zur antidepressiven Behandlung zur Verfügung. Agomelatin ist ein Naphthalinderivat des Melatonins, das agonistisch auf die melatonergen MT_1- und MT_2-Rezeptoren und antagonistisch auf die serotonergen $5\text{-}HT_{2C}$-Rezeptoren im Nucleus suprachiasmaticus wirkt und auf diese Weise die „innere Uhr" des Menschen beeinflussen und zirkadiane Rhythmen resynchronisieren kann (Audinot et al. 2003, Chilman-Blair 2003, San u. Arranz 2008).

Die antidepressive Wirkung von Agomelatin lässt sich nicht nur der melatonergen Komponente oder dem Antagonismus am serotonergen $5\text{-}HT_{2C}$-Rezeptor zuordnen. Vielmehr ist ein Zusammenspiel beider Wirkungen hierfür verantwortlich (Millan et al. 2003, Stahl 2007, Fornaro et al. 2010) (Tab. 3.1). Denn die antagonistische Wirkung an den $5\text{-}HT_{2C}$-Rezeptoren führt zu einer Blockade der stimulierenden und daher am Abend unerwünschten Wirkung des Serotonins am SCN und verstärkt so den Melatonin-agonistischen Effekt. Zudem vermittelt die $5\text{-}HT_{2C}$-Rezeptor-Bockade eine indirekte Erhöhung von Noradrenalin und Dopamin im frontalen Kortex, was für sich allein antidepressiv wirkt. Durch die $5\text{-}HT_{2C}$-

Rezeptor-Wirkung wird außerdem der Tiefschlaf vermehrt und somit die Schlafqualität und folgende Tagesvigilanz verbessert.

> Agomelatin wirkt agonistisch an melatonergen MT_1- und MT_2-Rezeptoren und antagonistisch an postsynaptisch serotonergen $5\text{-}HT_{2C}$-Rezeptoren.

Versuche im Tiermodell konnten zeigen, dass weder die selektive MT_1- und MT_2-Rezeptor-agonistische Wirkung noch ein selektiver $5\text{-}HT_{2C}$-Antagonist sichtbar antidepressiv wirkten, sondern nur Agomelatin als Kombination beider Komponenten (Fornaro et al. 2010).

Die Bindung von Agomelatin an andere, insbesondere histaminerge, adrenerge oder cholinerge Rezeptoren oder Transporter ist vernachlässigbar gering. Somit werden weder extrazelluläre Serotonin-Spiegel noch die Monoamin-Aufnahme durch Agomelatin beeinflusst (Tab. 3.2). Dieses hoch selektive Wirkungsprofil ist maßgeblich für die geringe Nebenwirkungsrate und gute Verträglichkeit von Agomelatin verantwortlich.

3.2 Präklinische Daten

Die antidepressive Wirksamkeit von Agomelatin wurde in verschiedenen Tiermodellen der Depression (forcierter Schwimmtest, gelernte Hilflosigkeit und chronisch leichter Stress) untersucht. Hierbei zeigte sich eine vergleichbare antidepressive Wirkung wie bei Imipramin oder Fluoxetin (Papp et al. 2003, Bourin et al. 2004, Bertaina-Anglade et al. 2006). Auch die potenziellen chronobiologischen Wirkungen auf psychobiologische Rhythmen, die aufgrund der Affinität zu den Rezeptoren im Nucleus suprachiasmaticus zu vermuten waren, wurden in Tiermodellen untersucht. Hierbei zeigte sich, dass Agomelatin bei Tiermodellen mit verzögertem Schlaf zu einer Resynchronisierung zirkadianer Rhythmen und einer Phasenvorlagerung führt, die der Wirkung

Tab. 3.1 Vergleich des In-vitro-Rezeptorprofils von Agomelatin und Melatonin. Die Affinitäten zu den jeweiligen Rezeptoren sind als Gleichgewichtshemmkonstanten (Ki) angegeben (nach Millan et al. 2003, Zlotos 2005, Hiemke 2009).

Rezeptor	Rezeptor-Affinitäten (K_i) [nmol/l]	
	Agomelatin	Melatonin
MT_1	0,54	0,13
MT_2	0,34	0,52
$5\text{-}HT_{2C}$	141	>1000
Andere	vernachlässigbar	vernachlässigbar

Tab. 3.**2**   Rezeptorprofil von Agomelatin im Vergleich zu anderen Antidepressiva (nach Racagni u. Popoli 2010, ergänzt nach Stahl 2008).

	Melatonerg		Serotonerg					Noradrenerg			Dopaminerg	ACh	Histaminerg
	MT$_1$	MT$_2$	5-HT$_{1A}$	5-HT$_{2A}$	5-HT$_{2C}$	5-HT$_3$	RI	α$_1$	α$_2$	RI	RI	M1	H1
Agomelatin	A+	A+			A–								
TZA			↓	A–	A–		+	A–	A–	+		A–	A–
SSRIs													
Fluoxetin			↓		(A–)		+						
Sertralin			↓				+	A–			(A–)		
Paroxetin			↓				+		A–	+		A–	
Escitalopram			↓				+				+		
SNRIs													
Venlafaxin			↓				+			+			
Duloxetin			↓				+			+	+		
NASSA													
Mirtazapin				A–	A–	A–			A–				A–
NDRI													
Bupropion										+	+		

A+ = Agonist; A– = Antagonist; (A–) = schwacher Antagonist; ↓ = Desensibilisierung; RI = Wiederaufnahmehemmung

von Melatonin vergleichbar ist (Armstrong et al. 1993, Redman et al. 1995).

Exemplarisch erwähnt sei die Fähigkeit von Agomelatin, im zeitgeberfreien Umfeld lebende Ratten von ihrem freilaufenden, von der Umwelt entkoppelten zirkadianen Rhythmus wieder auf einen 24-Stunden-Ruhe-Aktivitäts-Rhythmus zurückzuführen (Martinet et al. 1996).

Agomelatin führte im Tierversuch auch zu einer Normalisierung der Hypothalamus-Hypophysen-Nebennierenrinden-Achsen-Funktion, der Körperkerntemperatur, des Körpergewichts und der Aktivität (Corbach-Söhle et al. 2007). Diese und andere präklinische Studien (Fornaro et al. 2010) konnten somit bestätigen, dass Agomelatin eine dem Melatonin vergleichbare Wirkung auf zirkadiane Rhythmen besitzt und zu einer Resynchronisierung und Phasenverschiebung führen kann (Tab. 3.**3**). Im Stressmodell zeigte Agomelatin ebenfalls eine deutliche Wirkung auf diese Parameter, was für Melatonin in diesen Depressionsmodellen nicht nachgewiesen werden konnte (Corbach-Söhle et al. 2007).

> Das Rezeptorprofil von Agomelatin unterscheidet sich deutlich von dem anderer Antidepressiva.

3.3 Pharmakokinetik und Metabolismus

3.3.1 Resorption und Bioverfügbarkeit

Nach oraler Aufnahme wird Agomelatin schnell und gut resorbiert (≥ 80 %). Die maximale Plasmakonzentration wird 1–2 Stunden nach der Einnahme erreicht. Die absolute Bioverfügbarkeit ist aufgrund eines ausgeprägten First-pass-Effektes gering (< 5 % bei der oralen therapeutischen Dosis) bei hoher interindividueller Variabilität. Die Bioverfügbarkeit ist bei Frauen höher als bei Männern, und kann durch die Einnahme oraler Kontrazeptiva erhöht bzw. durch Rauchen verringert werden, bislang ohne Hinweis auf klinische Relevanz.

Innerhalb des therapeutischen Dosisbereichs (25–50 mg pro Tag) nimmt die Plasmakonzentration von Agomelatin proportional zur Dosis zu. Bei höherer Dosierung kommt es zu einer Sättigung des First-Pass-Effekts. Die Bioverfügbarkeit und Resorptionsrate werden durch die Nahrungsaufnahme nicht beeinflusst, jedoch erhöht stark fetthaltige Nahrung die Variabilität (Fachinformation 2011).

Tab. 3.**3** Auswahl präklinischer Studien zur chronobiologischen und antidepressiven Wirkung von Agomelatin (nach Fornaro et al. 2010, Norman et al. 2004, Corbach-Söhle et al. 2007).

Autor	Studiendesign	Anzahl	Dosis	Ergebnisse
Bourin et al. (2004)	Tiermodell der Depression Forced Swimming-Test (FST) bei Nagern (Ratten, Mäusen) akute oder wiederholte Gabe (13 Tage)	10 Mäuse/Gruppe (4 Gruppen) 6 Ratten/Gruppe (4 Gruppen)	Agomelatin (4, 16, 32 mg/kg f. Mäuse) Melatonin (4, 8, 16, 32, 64 mg/kg ip f. Mäuse) Imipramin (64 mg/kg oral f. Ratten; 8 mg/kg ip. f. Mäuse) Fluoxetin (16 mg/kg f. Mäuse)	**vergleichbarer antidepressiver Effekt** für Agomelatin im Tiermodell (FST) nachgewiesen
Bertaina-Anglade et al. (2006)	Tiermodell „erlernte Hilflosigkeit" (Stressantwort nach Vorbehandlung)	40 Wistar-Ratten (10 Ratten/Gruppe)	Agomelatin (2, 10, 50, 100 mg/kg) Melatonin (2, 10, 50 mg/kg) Imipramin (64 mg/kg) selekt. 5-HT$_{2C}$-Antagonist (0,31; 1,25; 5; 20 mg/kg) Melatonin-Rezeptor-Antagonist (20 mg/kg)	**vergleichbarer antidepressiver Effekt** im Tiermodell für Agomelatin und Imipramin nachgewiesen
Norman et al. (2004)	Tiermodell (Ratte) Bulbektomie vs. Kontrolle Wirkung in Woche 3 auf induzierte Hyperaktivität	8/16 männl. Sprague-Dawley-Ratten	Agomelatin (10, 50 mg/kg ip.) Melatonin (10, 50 mg/kg ip.) Imipramin (10 mg/kg ip.)	**vergleichbarer antidepressiver Effekt** im Tiermodell für Agomelatin und Imipramin nachgewiesen Melatonin zeigt keinen Effekt
Papp et al. (2003)	Tiermodell der Depression chron. leichter Stress	336 Wistar-Ratten	Agomelatin (10, 50 mg/kg) Melatonin (10, 50 mg/kg) Imipramin (10 mg/kg) Fluoxetin (10 mg/kg) Vehikel (1 % Hydroxyethyl-cellulose) 1 ml/kg	**vergleichbarer antidepressiver Effekt** von Agomelatin wie unter Imipramin und Fluoxetin und stärker als Melatonin
Barden et al. (2005)	Tiermodell transgener Mäuse (Modell der neuroendokrinen Charakteristika der Depression) Verhalten, Körpertemperatur, ACTH- und Kortikosteronspiegel	185 transgene Mäuse 115 Kontrolltiere (nicht transgen)	Agomelatin (10 mg/kg) Melatonin (10 mg/kg) Desipramin (10 mg/kg) Vehikel (1 % Hydroxyethyl-cellulose)	Agomelatin war **vergleichbar effektiv** wie Desipramin und Melatonin hinsichtlich der Verbesserung des transgenen Maus-Verhaltens Agomelatin **beschleunigt Resynchronisation** (Körpertemp., Aktivität) im Vgl. zu Melatonin unter Agomelatin keine Veränderungen von ACTH- oder Kortikosteronspiegel

Tab. 3.**3**   (Fortsetzung).

Autor	Studiendesign	Anzahl	Dosis	Ergebnisse
Armstrong et al. (1993)	Tiermodell („delayed sleep phase paradigm") Ratten nach 3 Monaten in konstanter Dunkelheit (free-running) Injektion über 22 Tage	24 Long-Evans-Ratten	Agomelatin (1, 3 mg/kg) Melatonin (1 mg/kg) Vehikel (Dimethylsulfoxid 50 %)	Agomelatin war **vergleichbar effektiv** wie Melatonin hinsichtlich Resynchronisierung (Shift des Beginns der Aktivität in Richtung des Beginns der Dunkelheit)
Redman et al. (1995)	Tiermodell zirkadiane Resynchronisierung bei Ratten mit verändertem Hell-Dunkel-Rhythmus („8 hours phase-advance paradigm")	30 Long-Evans-Ratten	Agomelatin (1, 3 mg/kg) (sowie 100 µg/kg, 50, 25, 10 1 µg/kg) Melatonin (1 mg/kg) Vehikel	Agomelatin war **vergleichbar effektiv** wie Melatonin hinsichtlich Resynchronisierung („re-entrainment") Effekt dosisabhängig
Martinet et al. (1996)	Tiermodell „Free-running" unter konstanter Dunkelheit	106 Long-Evans-Ratten	Agomelatin (0,5–10 mg/kg) Melatonin (8 mg/kg) Ipsapiron (8 mg/kg) Vehikel (Hydroxyethyl-cellulose 1 %)	Agomelatin war **vergleichbar effektiv** wie Melatonin hinsichtlich Resynchronisierung (re-entrainment) bei „Free-running"-Rhythmen Effekt von Agomelatin war dosis- und konzentrationsabhängig (2,5–10 mg/kg)
Corbach-Söhle et al. (2007)	Tiermodell Stressmodell (Modell für gestörte zirkadiane Rhythmik anhand physiologischer Parameter wie Körpertemperatur, HPA-Aktivität, Schlaf, Aktivität)	12 Tree shrews (Tupaia)	Agomelatin (40 mg/kg) Melatonin (40 mg/kg)	Agomelatin war **deutlich wirksamer** als Melatonin hinsichtlich Normalisierung stress-induzierter Veränderungen bei Versuchstieren

3.3.2 Verteilung

Im Steady State beträgt das Verteilungsvolumen ca. 35 Liter. Die Plasmaproteinbindung beträgt 95 % unabhängig von der Konzentration und bleibt auch bei zunehmendem Alter sowie bei Patienten mit Niereninsuffizienz unverändert. Bei Patienten mit eingeschränkter Leberfunktion ist die ungebundene Fraktion jedoch doppelt so hoch (Fachinformation 2011).

3.3.3 Biotransformation

Nach oraler Einnahme wird Agomelatin schnell – hauptsächlich durch CYP1A2 in der Leber – metabolisiert. Die Isoenzyme CYP2C9 und CYP2C19 sind ebenfalls beteiligt, haben jedoch nur einen geringen Anteil am Metabolismus.

Die Hauptmetaboliten, hydroxyliertes und demethyliertes Agomelatin, sind nicht aktiv und werden rasch konjugiert und im Urin ausgeschieden (Fachinformation 2011).

3.3.4 Hepatische Isoenzyme – Interaktionspotenzial

Agomelatin wird hauptsächlich (90 %) durch Cytochrom P450 1A2 (CYP1A2) sowie CYP2C9/2C19 (10 %) metabolisiert. Die Bioverfügbarkeit von Agomelatin kann daher durch andere Arzneimittel vermindert oder verstärkt werden, die mit diesen Isoenzymen interagieren.

Der starke CYP1A2-Hemmer Fluvoxamin kann den Metabolismus von Agomelatin deutlich hemmen, was bis zu einer 60-fachen Erhöhung der Agomelatin-Exposition führen kann. Aus diesem Grund ist eine gleichzeitige Anwendung von Agomelatin mit starken CYP1A2-Inhibitoren (z. B. Fluvoxamin, Ciprofloxacin) kontraindiziert. Bei einer Kombination mit Östrogenen (mäßigen Inhibitoren von CYP1A2) ist Vorsicht geboten, da es auch hier zu einer erhöhten Agomelatin-Exposition mit der Gefahr von Nebenwirkungen kommen kann. Bei 800 Patienten, die gleichzeitig Östrogene erhielten, gab es keine speziellen Anzeichen für eine mangelnde Sicherheit (Fachinformation 2011). Andere Interaktionswege sind wegen des geringen Interaktionspotentials des Agomelatin klinisch vernachlässigbar (Tab. 3.4).

> Die Metabolisierung des Agomelatins erfolgt etwa zu 90 % über Cytochrom P450 1A2 (CYP1A2) sowie zu ca. 10 % über CYP2C9/2C19 und bedingt wenige Arzneimittelinteraktionen.

Tab. 3.**4** Hemmung von Cytochrom-P450-Isoenzymen durch moderne Antidepressiva (nach Schmauß u. Messer 2010). Metaboliten sind nur dann berücksichtigt, wenn die CYP-Hemmung verschieden ist von der der Muttersubstanz.

Antidepressiva	Cytochrom-P450-Isoenzyme				
Substanz	1A2	2C9	2C19	2D6	3A4
Agomelatin	0	0	0	0	0
Bupropion ret.	0	0	0	++	0
Citalopram	+	+	0	+	0
Desmethylcitalopram (Metabolit von Citalopram)	–	–	–	–	–
Duloxetin	0	0	0	++	0
Escitalopram	0	0	0	+	0
Fluoxetin	+	++	+–++	+++	+
Norfluoxetin (Metabolit von Fluoxetin)	+	++	+–++	+++	++
Fluvoxamin	+++	++	+++	+	++
Mirtazapin	0	–	–	+	0
Paroxetin	+	+	+	+++	+
Reboxetin	0	0	0	0	0
Sertralin	+	+	+–++	+	+
Venlafaxin ret.	0	0	0	0	0

0 = minimale oder keine Hemmung; + = leichte Hemmung; ++ = moderate Hemmung; +++ = starke Hemmung; – = bisher keine Daten verfügbar

3.3.5 Elimination, Clearance und Halb- wertszeit

Die Elimination erfolgt rasch. Die mittlere Plas- mahalbwertszeit beträgt zwischen 1 und 2 Stun- den. Die Clearance ist hoch (ca. 1100 ml/min) und hauptsächlich metabolisch.

Die Ausscheidung erfolgt vorwiegend (zu 80 %) über den Urin in Form von Metaboliten. Die Aus- scheidung des unveränderten Wirkstoffs über den Urin ist vernachlässigbar. Die Kinetik ist nach wie- derholter Einnahme unverändert (Tab. 3.5) (Fach- information 2011).

3.4   Patienten mit Nieren- insuffizienz

Bei Patienten mit schwerer Niereninsuffizienz wurde keine wesentliche Veränderung der phar- makokinetischen Parameter beobachtet (n = 8; 25 mg Einzeldosis). Bei schwerer oder mäßiger Niereninsuffizienz ist jedoch Vorsicht geboten, da bei diesen Patienten nur begrenzt klinische Daten zur Verfügung stehen (Fachinformation 2011).

3.5   Patienten mit eingeschränkter Leberfunktion

In einer speziellen Studie bei zirrhotischen Patien- ten mit leichter chronischer (Child-Pugh Typ A) oder mäßiger (Child-Pugh Typ B) Leberfunktions- einschränkung war die Exposition nach Gabe von Agomelatin 25 mg im Vergleich zu entsprechen- den Probanden (vergleichbar hinsichtlich Alter, Gewicht, Rauchgewohnheiten) ohne Leberfunk- tionsstörung deutlich erhöht (70-fach bei Typ A bzw. 140-fach bei Typ B). Bei Patienten mit ein- geschränkter Leberfunktion (Leberzirrhose oder aktive Lebererkrankung) ist die Behandlung mit

Tab. 3.5   Pharmakologische Eigenschaften von Agomela- tin (nach Hiemke 2009).

Bioverfügbarkeit oral	< 5 %
t_{max}	1–2 h
$t_{1/2}$	1–2 h
Plasmaclearance	1100 ml/min
Verteilungsvolumen	35 l
Plasmaeiweißbindung	95 %
Dosis : Plasmakonzentration	lineare Beziehung
Metabolisierung	zu 90 % durch CYP1A2
Interaktionspotenzial	weder Inhibitor noch Induk- tor von CYP-Isoenzymen
Ausscheidung	ca. 80 % renal, ca. 20 % über die Fäzes

t_{max} = Zeit bis zum Erreichen der maximalen Plasmakonzen- tration (nach oraler Gabe),
$t_{1/2}$ = Eliminationshalbwertszeit im Plasma
CYP = Isoenzyme der Cytochrom-P450-Enzymfamilie.

Agomelatin daher kontraindiziert (Fachinforma- tion 2011).

3.6   Anwendung bei älteren Patienten

Die Wirksamkeit von Agomelatin bei älteren Patienten (≥ 65 Jahre) ist nicht eindeutig belegt worden. Aufgrund nur begrenzt zur Verfügung stehender Daten bei Patienten über 65 Jahren mit depressiven Episoden ist bei der Anwendung Vor- sicht geboten. Bei älteren Patienten mit Demenz sind die Unbedenklichkeit und Wirksamkeit von Agomelatin nicht belegt, weshalb diese Patienten nicht mit Agomelatin behandelt werden sollten (Fachinformation 2011).

4 Klinische Wirksamkeit von Agomelatin bei Depression

Die klinische Wirksamkeit, Verträglichkeit und Sicherheit von Agomelatin wurden in unterschiedlichen Studiendesigns untersucht. Einzelstudien, Metaanalysen und Übersichtsarbeiten wurden zur Darstellung der Wirksamkeit in dieser Monografie herangezogen, insbesondere der Übersichtsartikel von Kennedy und Rizvi (Kennedy u. Rizvi 2010). Bisher liegen Ergebnisse aus folgenden klinischen Studien vor (wissenschaftlicher Stand Januar 2011), die in der Folge dargestellt werden (Tab. 4.1):

- 8 placebokontrollierte Kurzzeitstudien über 6 bzw. 8 Wochen (Studien 1–8*),
- 2 placebokontrollierte Studien zur Verträglichkeit (Studie 9* Absetz-Symptomatik und Studie 10* Wirkungen auf die sexuelle Funktion),
- 2 placebokontrollierte Langzeitstudien zur Rückfallprävention über 24–44 Wochen (Studien 11* und 12*),
- 5 Vergleichsstudien mit anderen Antidepressiva (Studien 13*–17*),
- 1 nicht-interventionelle Studie (Laux 2011).
- Außerdem wurden bisher 3 weitere Studien zu Agomelatin in anderen Indikationen publiziert (Studien 17*–19*; Calabrese et al. 2007, Pjrek et al. 2007, Stein et al. 2008).

4.1 Patientencharakteristik

Die Daten der in klinischen Studien untersuchten Patienten sind in Tab. 4.2 dargestellt. Sie umfassen die demografischen Daten und klinische Charakteristik bei Baseline von den Patienten, die in die placebokontrollierten Studien sowie die Studien mit aktiven Vergleichssubstanzen (n = 5445) eingeschlossen wurden, bei denen die Hamilton-Depression-Rating-Skala mit 17 Items (HAM-D$_{17}$-Skala) zur Bestimmung der Wirksamkeit verwendet wurde. Ferner sind in Tab. 4.2 die beiden Studien zur Verträglichkeit dargestellt (n = 611), bei denen die Montgomery-Asberg-Depression-Rating-Skala (MADRS-Skala) zur Bestimmung der

Wirkung auf depressive Symptome verwendet wurde (Montgomery et al. 2004, Kennedy et al. 2008). Die Diagnosestellung erfolgte nach den Kriterien der DSM IV (Diagnostic and Statistic Manual of Mental Disorders; American Psychiatric Association 2000).

Das mittlere Alter der Patienten reichte von 40,1–45,7 Jahre und die Mehrheit der Patienten war weiblich (60,2–77,9 %). Die Baseline-Werte auf der HAM-D$_{17}$-Skala (25,9–27,7) und des Clinical-Global-Impression-Skala-Schweregrad-Scores (CGI-S) (4,6–5,0) waren in allen Studien vergleichbar. Bei der Mehrheit der Patienten lag eine rezidivierende depressive Störung vor (56–77 %). In 2 Studien (Studie 11 in Tab. 4.1, CL3-021; [EMEA 2008] und Studie 12 in Tab. 4.1 [Goodwin et al. 2009]) hatten die Patienten mindestens eine depressive Episode bei Studieneinschluss durchlaufen, so dass danach die Rückfallprävention von Agomelatin bei depressiven Patienten untersucht werden konnte.

> Depressive Patienten im Alter von 18–65 Jahren wurden in klinischen Studien mit Agomelatin untersucht.

Die demografischen Daten und klinische Charakteristik der Patienten, die an einer nicht-interventionellen Studie in Deutschland teilgenommen haben, sind in Tab. 4.3 dargestellt. Eingeschlossen wurden 3356 Patienten unter den Bedingungen der täglichen Versorgungspraxis mit der Diagnose einer Depression, von denen bei 3317 Patienten auswertbare Daten vorlagen (Laux 2011). Das mittlere Alter betrug 50 ± 13 Jahre und die Mehrheit der Patienten war weiblich (63,7 %). In der Kurzversion (short version) der Montgomery-Asberg-Depression-Rating-Skala (svMADRS) betrug der mittlere Wert bei Baseline 30,6 ± 8,7. Im CGI-S lag bei Baseline ein Wert von 4,7 ± 0,8 vor. Bei der überwiegenden Mehrheit (63,6 %) der Patienten lag eine rezidivierende Depression vor. Mehr als die Hälfte der Patienten war bei Studieneinschluss mit anderen Antidepressiva vorbehandelt.

---

* Die Studiennummerierungen beziehen sich auf die Nummerierung in Tabelle 4.1.

Tab.4.1 Übersicht der klinischen Studien zu Wirksamkeit und Verträglichkeit von Agomelatin (nach Kennedy u. Rizvi 2010, Stahl et al. 2010, Montejo et al. 2010, Hale et al. 2010, Quera Salva et al. 2010, Calabrese et al. 2007, Pjrek 2007).

Nr.	Autor	Studiendesign	Studienmedikation/Dosis	Anzahl Patienten	Studiendauer	Studienendpunkte	Wichtigste Ergebnisse
Placebokontrollierte Studien (6–8 Wochen)							
1	Loo et al. (2002) (CL3-014)	RCT, doppelblind, multizentrisch, placebokontrolliert	Agomelatin 1,5 mg, Agomelatin 5 mg, Agomelatin 25 mg, Paroxetin 20 mg (Validator), Placebo	711	8 Wochen	*primär:* antidepressive Wirksamkeit (HAM-D$_{17}$), *sekundär:* Response, Remission, MADRS, HAM-A, CGI, Verträglichkeit	**antidepressive Wirksamkeit:** Agomelatin 25 mg > Placebo (statist. signifikant) **Verträglichkeit:** Agomelatin ≙ Placebo
2	Kennedy et al. 2006 (CL3-043)	RCT, doppelblind, multizentrisch, placebokontrolliert, flexible Dosierung	Agomelatin 25 / 50 mg, Placebo	212	6 Wochen, 46 Wochen Verlängerung	*primär:* antidepressive Wirksamkeit (HAM-D$_{17}$), *sekundär:* Response, time to Response, Remission, CGI, Verträglichkeit	**antidepressive Wirksamkeit:** Agomelatin 25 mg > Placebo (statist. signifikant) Agomelatin 50 mg Steigerung der Effektivität **Verträglichkeit:** Agomelatin ≙ Placebo
3	Olié et al. (2007) (CL3-042)	RCT, doppelblind, multizentrisch, placebokontrolliert, flexible Dosierung	Agomelatin 25/50 mg, Placebo	238	6 Wochen, 46 Wochen Verlängerung	*primär:* antidepressive Wirksamkeit (HAM-D$_{17}$), *sekundär:* Response, time to Response, CGI, Verträglichkeit	**antidepressive Wirksamkeit:** Agomelatin 25 / 50 mg > Placebo (statist. signifikant) **Verträglichkeit:** Agomelatin ≙ Placebo
4	EMEA (2008) (CL3-022)	RCT, doppelblind, multizentrisch, placebokontrolliert, aktive Vergleichssubstanz	Agomelatin 25 mg, Fluoxetin 20 mg, Placebo	419	6 Wochen, 18 Wochen Verlängerung	*primär:* antidepressive Wirksamkeit (HAM-D$_{17}$), *sekundär:* CGI, MADRS, HAM-A, LSEQ, Verträglichkeit	**antidepressive Wirksamkeit:** Fluoxetin > Placebo Agomelatin nicht signifikant vs. Placebo „Negativstudie"
5	EMEA (2008) (CL3-023)	RCT, doppelblind, multizentrisch, placebokontrolliert, aktive Vergleichssubstanz	Agomelatin 25 mg, Paroxetin 20 mg, Placebo	418	6 Wochen, 18 Wochen Verlängerung	*primär:* antidepressive Wirksamkeit (HAM-D$_{17}$), *sekundär:* CGI, MADRS, HAM-A, LSEQ, Verträglichkeit	**antidepressive Wirksamkeit:** Agomelatin und Paroxetin beide nicht signifikant vs. Placebo „nicht konklusive Studie"
6	EMEA (2008) (CL3-024)	RCT, doppelblind, multizentrisch, placebokontrolliert, aktive Vergleichssubstanz	Agomelatin 25 mg, Agomelatin 50 mg, Fluoxetin 20 mg, Placebo	607	6 Wochen, 18 Wochen Verlängerung	*primär:* antidepressive Wirksamkeit (HAM-D$_{17}$), *sekundär:* CGI, MADRS, HAM-A, LSEQ, Verträglichkeit	**antidepressive Wirksamkeit:** Agomelatin und Fluoxetin nicht signifikant vs. Placebo „nicht konklusive Studie"

Tab. 4.1 (Fortsetzung).

Nr.	Autor	Studiendesign	Studienmedikation/Dosis	Anzahl Patienten	Studiendauer	Studienendpunkte	Wichtigste Ergebnisse
7	Stahl et al. (2010) (CAGO178 A2302)	RCT, doppelblind, multizentrisch, placebokontrolliert, Parallel-Gruppen-Design, konstante Dosierung	Agomelatin 25 mg, Agomelatin 50 mg, Placebo	503	8 Wochen	*primär*: antidepressive Wirksamkeit (HAM-D$_{17}$) *sekundär*: Response und Remission (HAM-D$_{17}$), CGI, HADS, LSEQ, SDS, QLDS, Verträglichkeit	**antidepressive Wirksamkeit:** Agomelatin 25 mg > Placebo (bereits nach 1 Woche signifikant) Agomelatin 50 mg effektiver als Placebo bis Woche 6 **Verträglichkeit:** Agomelatin ≙ Placebo transiente Leberwerterhöhungen
8	Zajecka et al. 2010 (CAGO178 A2301)	RCT, doppelblind, multizentrisch, placebokontrolliert, Parallel-Gruppen-Design, konstante Dosierung	Agomelatin 25 mg, Agomelatin 50 mg, Placebo	511	8 Wochen	*primär*: antidepressive Wirksamkeit (HAM-D$_{17}$) *sekundär*: Response und Remission (HAM-D$_{17}$), CGI, HADS, LSEQ, SDS, QLDS, Verträglichkeit	**antidepressive Wirksamkeit:** Agomelatin 50 mg > Placebo (bereits ab Woche 1 signifikant) **Verträglichkeit:** Agomelatin ≙ Placebo transiente Leberwerterhöhungen

Placebokontrollierte Studien zur Verträglichkeit

Nr.	Autor	Studiendesign	Studienmedikation/Dosis	Anzahl Patienten	Studiendauer	Studienendpunkte	Wichtigste Ergebnisse
9	Montgomery et al. (2004) (CL3-030)	RCT, doppelblind, multizentrisch, placebokontrolliert, Parallel-Gruppen-Design, konstante Dosierung	Agomelatin 25 mg, Paroxetin 20 mg, Placebo	335	12 Wochen anschließend 2 Wochen Placebo-Substitution	*primär*: Absetzsymptome (DESS) *sekundär*: MADRS, HAM-A, CGI, Verträglichkeit	**Absetzsymptome:** Agomelatin vgl. Placebo Agomelatin < Paroxetin **antidepressive Wirksamkeit:** Agomelatin effektiv
10	Montejo et al. (2010) (CL1-049)	RCT, doppelblind, placebokontrolliert, Parallel-Gruppen-Design	Agomelatin 25 mg, Agomelatin 50 mg, Paroxetin 20 mg, Placebo	92 gesunde männliche Probanden	8 Wochen	*primär*: sexuelle Funktion (PRSEXDQ-SALSEX) *sekundär*: Subscores PRSEXDQ-SALSEX, IIEF, Verträglichkeit	signifikant bessere **sexuelle Verträglichkeit** bei gesunden Männern im Vergleich zu Paroxetin

Placebokontrollierte Rückfallpräventionsstudien

Nr.	Autor	Studiendesign	Studienmedikation/Dosis	Anzahl Patienten	Studiendauer	Studienendpunkte	Wichtigste Ergebnisse
11	EMEA (2008) (CL3-021)	RCT, doppelblind, multizentrisch, placebokontrolliert	Agomelatin 25 mg, Placebo	367	34 Wochen 18 Wochen Verlängerung	*primär*: Verhinderung von Rückfällen (HAM-D$_{17}$, time to relapse) *sekundär*: CGI, LSEQ, Verträglichkeit	Rückfallprävention nicht signifikant in der Gesamtpopulation **weniger Rückfälle** nur in Subgruppe der schwer depressiven Patienten signifikant

Tab. 4.1 (Fortsetzung).

Nr.	Autor	Studiendesign	Studienmedikation/Dosis	Anzahl Patienten	Studiendauer	Studienendpunkte	Wichtigste Ergebnisse
12	Goodwin et al. (2009, 2008) (CL3-041)	RCT, doppelblind, multizentrisch, placebokontrolliert	Agomelatin 25/50 mg Placebo	339	32–34 Wochen (optionale Verlängerung um 20 Wochen doppelblind)	*primär:* Verhinderung von Rückfällen in Langzeittherapie (HAM-D$_{17}$, time to relapse) *sekundär:* CGI, Verträglichkeit	**weniger Rückfälle:** Agomelatin verhindert Rückfälle signifikant besser als Placebo über 24 Wochen, Effekt bestätigt über 10 Monate keine Absetzsymptome **Verträglichkeit:** Agomelatin ≙ Placebo
Direkte Vergleichsstudien							
13	Lemoine et al. (2007) (CL3-035)	RCT, doppelblind, multizentrisch. Parallel-Gruppen-Design, Vergleichsstudie, flexible Dosierung	Agomelatin 25/50 mg Venlafaxin IR 75/150 mg	334	6 Wochen (18 Wochen Verlängerung)	*primär:* subjektiver Schlaf (LSEQ) *sekundär:* antidepressive Wirksamkeit (HAM-D$_{17}$, CGI), weitere Schlafparameter (LSEQ, VAS), Verträglichkeit	**Schlafverbesserung:** Agomelatin > Venlafaxin Agomelatin schneller als Venlafaxin **antidepressive Wirksamkeit:** vergleichbar **Verträglichkeit:** UEs vergleichbar Abbrüche wegen UEs Agomelatin << Venlafaxin (4,2 % vs. 13,2 %)
14	Kennedy et al. (2008) (CL3-036)	RCT, doppelblind, multizentrisch, Vergleichsstudie, fixe Dosierung	Agomelatin 50 mg Venlafaxin XR 150 mg	277	12 Wochen (12 Wochen Verlängerung)	*primär:* sexuelle Funktion (SexFX) *sekundär:* antidepressive Wirksamkeit (MADRS, CGI), Remission, Verträglichkeit	**sexuelle Funktion:** Agomelatin > Venlafaxin **antidepressive Wirksamkeit:** vergleichbar **Verträglichkeit:** UEs Agomelatin < Venlafaxin (20,4 % vs. 38,1 %) Abbrüche wegen UEs Agomelatin << Venlafaxin (2,2 % vs. 8,6 %)

Tab. 4.1 (Fortsetzung).

Nr.	Autor	Studiendesign	Studienmedikation/Dosis	Anzahl Patienten	Studiendauer	Studienendpunkte	Wichtigste Ergebnisse
15	Kasper et al. (2010b) (CL3-046)	RCT, doppelblind, multizentrisch, Vergleichsstudie, flexible Dosierung	Agomelatin 25/50 mg Sertralin 50/100 mg	313	6 Wochen 18 Wochen Verlängerung	*primär:* Ruhe-Aktivitäts-Zyklus *sekundär:* Schlaf (Aktigrafie, LSEQ, VAS); antidepressive Wirksamkeit (HAM-D$_{17}$, CGI, HAM-A), Verträglichkeit	**Ruhe-Aktivitäts-Zyklus verbessert:** Agomelatin > Sertralin **Schlafverbesserung:** Agomelatin > Sertralin **antidepressive Wirksamkeit:** Agomelatin > Sertralin **Angst:** Agomelatin > Sertralin **Verträglichkeit:** UEs vergleichbar Abbrüche wegen UEs: Agomelatin << Sertralin (2,6% vs. 11,3%)
16	Hale et al. (2010) (CL3-045)	RCT, doppelblind, multizentrisch, Vergleichsstudie, flexible Dosierung	Agomelatin 25/50 mg Fluoxetin 20/40 mg	515	8 Wochen	*primär:* antidepressive Wirksamkeit (HAM-D$_{17}$) *sekundär:* Responder, Remitter (HAM-D$_{17}$) CGI, HAM-A, HAM-D sleep items, Verträglichkeit	**antidepressive Wirksamkeit:** Agomelatin > Fluoxetin **Schlaf:** Agomelatin > Fluoxetin **Angst:** vergleichbar **Verträglichkeit:** vergleichbar
17	Quera Salva et al. (2010) (CL3-056)	RCT, doppelblind, multizentrisch, Vergleichsstudie, flexible Dosierung	Agomelatin 25/50 mg Escitalopram 10/20 mg	138	6 Wochen	*primär:* Schlaf (PSG) *sekundär:* antidepressive Wirksamkeit (HAM-D$_{17}$), Response, Verträglichkeit	**Schlafeffizienz:** Agomelatin > Escitalopram (nach 2 Wochen) Trend zugunsten Agomelatin (nach 6 Wochen) **antidepressive Wirksamkeit:** statist. signifikante Nichtunterlegenheit von Agomelatin **Verträglichkeit:** UEs Agomelatin < Escitalopram (23,9% vs. 50,0%)

Tab. 4.1 (Fortsetzung).

Placebokontrollierte Studien in anderen Indikationen

Nr.	Autor	Studiendesign	Studienmedikation/Dosis	Anzahl Patienten	Studiendauer	Studienendpunkte	Wichtigste Ergebnisse
18	Stein et al. (2008) (CL2–040)	**generalisierte Angststörung (GAD)** RCT, doppelblind, multizentrisch, placebokontrolliert	Agomelatin 25/50 mg Placebo	121	12 Wochen	*primär*: Wirksamkeit (HAM-A) *sekundär*: HAM-A-Subscales, CGI, GAD Symptom Severity Scale, LSEQ, SDS, Verträglichkeit	**Wirksamkeit auf Angstsymptome:** Agomelatin > Placebo (statist. signifikant) **Effekt bzgl. CGI, SDS, LSEQ:** Agomelatin > Placebo **Verträglichkeit:** Agomelatin ≙ Placebo keine Absetzsymptome
19	Calabrese et al. (2007) (CL3–029)	**Bipolar-I-Störung** offene Studie, Zusatztherapie Agomelatin zu Valpromid oder Lithium konstante Dosierung	Agomelatin 25 mg zusätzlich zu: Valpromid < 600 mg Lithium nach Blutspiegel	21	6 Wochen (+ 46 Wochen)	*primär*: antidepressive Wirksamkeit (HAMD$_{17}$), Response *sekundär*: Remission, MADRS, Response, CGI, Verträglichkeit	**antidepressive Wirksamkeit:** Agomelatin effektiv bei Bipolar-I-Störung in Komedikation mit Lithium oder Valpromid **Verträglichkeit:** gut verträglich, kein Hinweis auf erhöhtes Risiko für Manien.
20	Pjrek et al. (2007)	**Seasonal affective disorder (SAD)** offene Studie, konstante Dosierung	Agomelatin 25 mg Placebo	37	14 Wochen	*primär*: antidepressive Wirksamkeit (SIGH-SAD, Response, Remission) *sekundär*: SIGH-SAD-Subscores, CGI, CircScreen, Hypomania Scale, Verträglichkeit	**antidepressive Wirksamkeit:** Agomelatin > Placebo (statist. signifikant ab Woche 2) Remission erhalten über 14 Wochen **Verträglichkeit:** gut verträglich

Tab. 4.**2** Demografische Daten und Baseline-Charakteristik der Patienten der placebokontrollierten Agomelatin-Studien und der Studien mit aktiven Vergleichssubstanzen (nach Kennedy u. Rizvi 2010, Stahl et al. 2010, Zajecka et al. 2010, Montejo et al. 2010, Hale et al. 2010, Quera Salva et al. 2010).

Nr.	Quelle		Anzahl Patienten	Alter (Jahre)	Frauen (%)	Anteil rezidivierende Depression (%)	Anzahl der Episoden	Baseline HAM-D$_{17}$ / MADRS Gesamtwert	CGI-S
Placebokontrollierte Studien (6–8 Wochen)									
1	Loo et al. (2002)[a]		697	42,3 ± 11,0	66,7	67,0	2,7 ± 2,7	27,4 ± 3,0	4,9 ± 0,7
2	Kennedy et al. (2006)[a]		211	42,5 ± 12,3	60,2	76,8	2,6 ± 1,6	26,6 ± 2,9	4,8 ± 0,7
3	Olié et al. (2007)[a]		235	45,0 ± 11,3	73,2	77,0	2,7 ± 1,7	27,3 ± 2,7	4,9 ± 0,7
4	EMEA (2008)[a] (CL3–022)		409	42,5 ± 10,2	69,0	69,0	2,7 ± 2,2	27,7 ± 3,1	5,0 ± 0,6
5	EMEA (2008)[a] (CL3–023)		415	40,9 ± 10,6	74,0	71,0	3,0 ± 2,6	25,9 ± 2,8	4,6 ± 0,6
6	EMEA (2008)[a] (CL3–024)		604	41,0 ± 10,9	72,6	69,3	3,0 ± 3,7	26,6 ± 3,3	4,7 ± 0,7
7	Stahl et al. (2010)[a, b]		503	43,3± (k. A.)	65,1	k. A.	5,6 /5,7/4,9	26,6 ± 3,19	k. A.
8	Zajecka et al. (2010)[a, b]		511	43,8 ± 12,22	66,7	k. A.	6,9/6,8/5,3	26,7/27,1/27,1	k. A.
Placebokontrollierte Studien zur Verträglichkeit									
9	Montgomery et al. (2004)[a]	Absetz-symptome	335	42,4 ± 13,4	68,1	68,4	2,5 ± 1,8	23,0 ± 2,4 (MADRS)	4,1 ± 0,7
10	Montejo et al. (2010) (CL1–049)	Effekt auf sexuelle Funktion	92	gesunde männliche Probanden					
Placebokontrollierte Rückfallpräventionsstudien									
11	EMEA (2008)[b] (CL3–021)	Zeit bis zu einem depressiven Rückfall	367	45,7 ± 10,3	77,9	100	4,4 ± 3,5	26,2 ± 2,9	4,8 ± 0,7
12	Goodwin et al. (2009)[b, c]		339	43,3 ± 10,6	74,3	100	3,6 ± 2,1	26,8 ± 2,6	4,9 ± 0,7
Direkte Vergleichsstudien									
13	Lemoine et al. 2007[a]	Effekte auf Schlaf	332	40,1 ± 10,5	71,1	56,0	2,2, ± 1,9	26,0 ± 3,3	k. A.
14	Kennedy et al. (2008)[a]	sexuelle Funktion	276	40,9 ± 10,2	71,8	70,4	2,4 ± 1,4	27,9 ± 4,3 (MADRS)	4,5 ± 0,6
15	Kasper et al. (2010b)[a]	Ruhe-Aktivi-täts-Zyklus	307	43,8 ± 10,2	70,0	70,7	2,9 ± 2,8	26,3 ± 2,9	4,7 ± 0,7
16	Hale et al. (2010)[b]	antidepres-sive Wirk-samkeit	515	42,3 ± 11,6	77,7	63,5	2,5 ± 2,1	28,6 ± 2,6	5,0 ± 0,6
17	Quera Salva et al. (2010)	Effekte auf Schlaf	138						

[a] = Full analysis set / ITT; [b] = randomisierter Datensatz; [c] = randomisierte Rückfallpräventionsstudie; k. A. = keine Angaben

Eine nicht-interventionelle Studie untersuchte die Effektivität und Verträglichkeit von Agomelatin bei Patienten mit Depression in der klinischen Praxis.

Tab. 4.**3**   Demografische Daten und Baseline-Charakteristik der Patienten (nach Laux 2011).

Anzahl Patienten	3317
Alter (Jahre)	50 ± 13,0
Frauen (%)	63,7
Anteil rezidivierende Depression (%)	63,6
Anzahl der Episoden	4,5 (0–30)
Baseline vs. MADRS Gesamtwert	30,6 ± 8,7
CGI-S	4,7 ± 0,8

Im Verlauf der Studie erhielten 55,4 % der Patienten Agomelatin als Monotherapie, 25,8 % in Kombination mit einem anderen Antidepressivum und 30,1 % in Kombination mit anderen psychotropen Substanzen (Neuroleptikum 9,9 %, Z-Substanz 9,2 %, Benzodiazepine 8,9 %). Bei 38,1 % der Patienten bestand eine neuropsychiatrische Komorbidität, am häufigsten Angst-/Panikstörungen (28 %) sowie posttraumatische Belastungsstörungen (5,5 %). Die Patienten, die in diese Studie eingeschlossen wurden, waren somit in Bezug auf die Schwere und den Verlauf der depressiven Störung vergleichbar mit den Patienten in den placebokontrollierten Studien und Studien mit aktiven Vergleichssubstanzen (Tab. 4.**2**). Jedoch lagen in diesem Fall Komorbiditäten vor, die in kontrollierten Studien in der Regel ausgeschlossen sind, aber unter naturalistischen Bedingungen auftreten. Dies spiegelt sich in einer umfassenden Komedikation der Patienten wider.

4.2   Beschreibung der Studiendesigns

4.2.1   Placebokontrollierte Studien

Die antidepressive Wirksamkeit von Agomelatin wurde in 8 placebokontrollierten Studien untersucht. Jede dieser 8 Studien hatte ein randomisiertes, doppelblindes, placebokontrolliertes Parallelgruppendesign. Fünf dieser Studien liegen bis dato als Vollpublikation vor (Studie 1: Loo et al. 2002, Studie 2: Kennedy u. Emsley 2006, Studie 3: Olié u. Kasper 2007, Studie 7: Stahl et al. 2010, Studie 8: Zajecka et al. 2010). Die Agomelatin-Einnahme erfolgte jeweils abends vor dem Zubettgehen.

In 4 Studien wurde ein selektiver Serotonin-Wiederaufnahme-Hemmer (SSRI) als aktive Kontrollsubstanz eingesetzt (Paroxetin täglich morgens 20 mg in Studie 1 [Loo et al. 2002] und Studie 5 [CL3–023; EMEA 2008]; Fluoxetin täglich morgens 20 mg in den Studien 4 und 6 [CL3–022 und CL3–024; EMEA 2008]). In den Studien 2–6 folgte auf eine einwöchige Placebo-Run-in-Phase ein 6-wöchiger Behandlungszeitraum. In der Dosisfindungsstudie (Studie 1 [Loo et al. 2002]) schloss sich an eine einwöchige Placebo-Run-in-Phase ein 8-wöchiger Behandlungszeitraum an. In den Studien 7 und 8 (Stahl et al. 2010, Zajecka et al. 2010) folgte auf einen maximal 14-tägigen Beobachtungszeitraum vor Randomisierung ebenfalls eine 8-wöchige Behandlung.

Das Hauptzielkriterium zur Bestimmung der Wirksamkeit von Agomelatin bei depressiven Störungen war eine Veränderung auf der 17 Items umfassenden Hamilton-Depressions-Skala (HAM-D_{17}; Hamilton 1960). Sekundäre Zielkriterien waren eine Veränderung auf der Montgomery-Asberg-Depressions-Skala (MADRS; Montgomery u. Asberg 1979) sowie auf der Clinical-Global-Impression-Severity-Skala (Messung des Schweregrades; CGI-S) und der CGI-Improvement-Skala (Messung der Verbesserung; CGI-I) (Guy 1976). Weitere sekundäre Zielkriterien waren:

- die Angst-Items der HAM-D_{17}-Skala (psychische und somatische Angst),
- die Hamilton Anxiety Scale (HAM-A) (Hamilton 1959),
- die Schlaf-Items der HAM-D_{17}-Skala sowie
- die subjektive Selbsteinschätzung der Schlafqualität, gemessen mit dem Leeds Sleep Evaluation Questionnaire (LSEQ; Parrott u. Hindmarch 1978).

Der LSEQ ist ein standardisierter Selbstbeurteilungsfragebogen, bestehend aus 10 visuellen Analogskalen (100 mm), die verschiedene Aspekte des Schlafes erfassen (Leichtigkeit des Einschlafens und des Aufwachens; Schlafqualität; Vigilanz und Verhalten nach dem Aufwachen). In Studien mit Beurteilung anhand des LSEQ wurde dieser in den

Wochen 1, 2, 4 und 6 sowie auch in Woche 8 in den Studien 7 (Stahl et al. 2010) und 8 (Zajecka et al. 2010) durchgeführt. Gemessen wurde die relative Veränderung im Vergleich zum Score vor der Behandlung, sodass es keine Werte bei Baseline gibt.

In den Studien 7 und 8 (Stahl et al. 2010, Zajecka et al. 2010) wurden zusätzlich mit der Sheehan Disability Scale (SDS; Leon et al. 1992) und Quality of Life Depression Scale (QLDS; Hunt u. McKenna 1992) Aspekte der Funktionalität und der Lebensqualität erfasst. Ferner kam in diesen beiden Studien noch die Hospital Anxiety and Depression Scale (HADS; Zigmond u. Snaith 1983) zum Einsatz.

Bei allen placebokontrollierten Studien musste die Diagnose einer Depression gemäß den DSM-IV-Kriterien sowie ein HAM-D$_{17}$-Wert von ≥ 22 vorliegen. Bei den Studien 1–3 sowie 7 und 8 (Loo et al. 2002, Kennedy u. Emsley 2006, Olié u. Kasper 2007, Stahl et al. 2010, Zajecka et al. 2010) war ein CGI-S-Wert von ≥ 4 ein zusätzliches Einschlusskriterium.

In Studie 1 (Loo et al. 2002) wurden 3 feste Dosierungen von Agomelatin (1 mg, 5 mg und 25 mg täglich) mit Placebo verglichen. In Studie 2 (Kennedy u. Emsley 2006) und Studie 3 (Olié u. Kasper 2007) war eine doppelblinde Dosissteigerung (von 25 auf 50 mg täglich bzw. 2 Tbl. Placebo) mittels IVRS (interactive voice recording system) nach Woche 2 bei denjenigen Patienten erlaubt, die gemäß vordefinierter Kriterien keine ausreichende Verbesserung berichteten. Die Dosierung von Agomelatin in den Studien 4–6 (CL3-022, CL3-023 und CL3-024; EMEA 2008) war mit einer fixen Dosierung von 25 mg pro Tag konzipiert. Die Studien 7 und 8 hatten ein 3-armiges Studiendesign und verglichen feste Dosierungen von Agomelatin 25 mg bzw. 50 mg täglich mit Placebo (Tab. 4.1).

In 2 Studien war das Studiendesign so gewählt, dass untersucht werden konnte, ob Agomelatin Rückfälle bei Patienten mit bekannter rezidivierender Depression verhindern kann (Studien 11 und 12, Tab. 4.1). In Studie 11 (CL3-021; EMEA 2008) wurden alle Patienten, die nach einer offenen Behandlungsphase von 8 Wochen mit Agomelatin 25 mg pro Tag einen Wert von ≤ 10 auf der HAM-D$_{17}$-Skala erreicht hatten, in eine randomisierte, doppelblinde, placebokontrollierte zweite Behandlungsphase für weitere 6 Monate überführt. Nach 6 Monaten konnten die Patienten optional weitere 18 Wochen an einer doppelblinden

Verlängerungsphase teilnehmen. Das Hauptzielkriterium war die Zeit bis zum ersten depressiven Rückfall innerhalb von 6 Monaten (definiert als ein HAM-D$_{17}$-Gesamtwert von ≥ 16 oder Suizidversuch bzw. Suizid).

In der zweiten Rückfallpräventionsstudie (Studie 12; Goodwin et al. 2009) wurden Patienten mit einem Gesamtwert von ≤ 10 auf der HAM-D$_{17}$-Skala und einem CGI-Wert von ≤ 2 nach einer 8- oder 10-wöchigen offenen Behandlungsphase mit flexiblen Dosierungen von Agomelatin (25–50 mg pro Tag) randomisiert auf entweder eine Placebo- oder eine Weiterbehandlung mit derselben Dosis Agomelatin für weitere 24 Wochen unter doppelblinden Bedingungen, gefolgt von weiteren 20 Wochen. Das Hauptzielkriterium war ebenfalls die Zeit bis zu einem depressiven Rückfall (definiert als HAM-D$_{17}$-Gesamtwert von ≥ 16, Suizid oder Suizidversuch) während der ersten 6 Monate. Sekundäres Zielkriterium war eine Verum-Placebo-Differenz bezogen auf den prozentualen Anteil von Patienten, die einen Rückfall nach 6 und nach 10 Monaten erlitten haben.

Diese Studien unterschieden sich bez. ihrer Einschlusskriterien: Während bei beiden Studien die Patienten mindestens 2 Phasen einer Depression während der vergangenen 3 Jahre in der Vorgeschichte und einen HAM-D-Gesamtwert von mindestens 22 haben mussten, waren bei der zweiten Rückfallpräventionsstudie (Studie 12; Goodwin et al. 2009) außerdem ein CGI-S-Wert von ≥ 4 und ein HAD-D-Wert (Hospital Anxiety Depression – Depression Subscale) von ≥ 11 als weitere Einschlusskriterien erforderlich. Auch bestand die Möglichkeit einer flexiblen Dosierung (25–50 mg pro Tag).

4.2.2 Studien mit aktiven Vergleichssubstanzen

In 5 randomisierten doppelblinden Studien bei Patienten mit Depression wurde die antidepressive Wirksamkeit von Agomelatin gegenüber einer aktiven Vergleichssubstanz getestet. In einer dieser 5 Studien (Studie 16; Hale et al. 2010) wurde die antidepressive Wirksamkeit von Agomelatin gegenüber der aktiven Vergleichssubstanz als primärer Endpunkt a priori definiert, in den anderen Vergleichsstudien als sekundärer Endpunkt.

In Studie 16 (Hale et al. 2010) wurde Agomelatin 25–50 mg pro Tag verglichen mit Fluoxetin 20–

40 mg pro Tag. Das primäre Hauptzielkriterium war die antidepressive Wirksamkeit, gemessen als eine Änderung des HAM-D$_{17}$-Gesamtwerts während des 8-wöchigen Behandlungszeitraums.

In Studie 13 (Lemoine et al. 2007) wurde Agomelatin 25–50 mg pro Tag verglichen mit Venlafaxin (IR) 75–150 mg pro Tag. Das Hauptzielkriterium war die Wirksamkeit in Bezug auf die subjektive Schlafqualität während der 6-wöchigen Behandlung, gemessen mit dem LSEQ. In Studie 14 (Kennedy et al. 2008) war das Hauptzielkriterium der Effekt von Agomelatin 50 mg pro Tag vs. Venlafaxin Extended Release (XR) 150 mg pro Tag auf die sexuelle Funktion nach einer 12-wöchigen Behandlung. In Studie 15 (Kasper et al. 2010b) war das Hauptzielkriterium die Wirksamkeit auf den Tag-Nacht-Rhythmus während der sechswöchigen Behandlung mit 25–50 mg Agomelatin pro Tag im Vergleich zu einer Behandlung mit Sertralin 50–100 mg pro Tag. In Studie 17 (Quera Salva et al. 2010) war das Hauptzielkriterium ebenfalls der Effekt auf den Schlaf, gemessen mit verschiedenen Parametern in der Polysomnografie während der 6-wöchigen Therapie mit 25–50 mg Agomelatin im Vergleich zu 10–20 mg Escitalopram pro Tag.

In den sekundären Zielkriterien wurde die Wirksamkeit bei Depression in den Studien 13 und 14 (Lemoine et al. 2007, Kasper et al. 2010b) gemessen als eine Änderung des Gesamtwerts der HAM-D$_{17}$-Skala und des CGI-I. In Studie 17 (Quera Salva et al. 2010) wurde die Veränderung des HAM-D$_{17}$ als sekundäres Zielkriterium verwendet und in Studie 14 (Kennedy et al. 2008) der MADRS-Gesamtwert sowie der CGI.

In den Studien 13–15 (Lemoine et al. 2007, Kennedy et al. 2008, Kasper et al. 2010b) hatten die Patienten die Möglichkeit, die Behandlung in einer doppelblinden Verlängerungsphase für bis zu 18 Wochen fortzusetzen.

In den Studien 13, 15 und 16 (Lemoine et al. 2007, Hale et al. 2010, Kasper et al. 2010b) wurden die Patienten randomisiert entweder der Behandlung mit Agomelatin 25 mg pro Tag oder der Behandlung mit der jeweiligen Vergleichssubstanz in der niedrigeren der beiden Dosierungen zugeteilt. Eine doppelblinde Dosissteigerung für beide Substanzen war nach 2 Wochen bei noch nicht zufriedenstellender Wirksamkeit möglich. Bei der Vergleichsstudie mit Fluoxetin konnte die Fluoxetin-Dosis nach 4 Wochen (aufgrund der langen Halbwertszeit) gesteigert werden (Hale

et al. 2010). Sowohl die Studienärzte als auch die Patienten waren für diese Kriterien geblindet und die Anpassung der Dosis erfolgte durch ein interaktives, sprachgesteuertes Computersystem (IVRS). In allen Studien wurde bei fast 80 % der Patienten die Anfangsdosis sowohl in der Agomelatin- als auch in der Vergleichssubstanzgruppe über den gesamten Behandlungszeitraum beibehalten. In Studie 14 (Kennedy et al. 2008) erhielten die Patienten entweder Agomelatin 50 mg pro Tag oder Venlafaxin (die tägliche Dosis wurde nach 2 Wochen von initial 75 mg auf 150 mg gesteigert) für 12 Wochen.

In allen Vergleichsstudien erfolgte die Dosierung der Vergleichssubstanzen gemäß der jeweiligen Fachinformation.

4.2.3 Verträglichkeitsstudien

Zur Bestimmung der Sicherheit und Verträglichkeit von Agomelatin wurden zum einen alle Daten der Kurz- und Langzeitstudien herangezogen. Zum anderen wurden 2 zusätzliche Studien durchgeführt, die spezifische Aspekte der Sicherheit und Verträglichkeit untersuchen sollten. In Studie 9 wurden Absetzsymptome bei Patienten mit remittierter Depression (Montgomery et al. 2004) und in Studie 10 die Verträglichkeit bez. sexueller Nebenwirkungen bei gesunden Probanden (Montejo et al. 2010) untersucht.

4.2.4 Nicht-interventionelle Studie

Im Rahmen einer nicht-interventionellen Studie wurde untersucht, inwieweit sich die in den Zulassungsstudien gezeigte Effektivität von Agomelatin bei depressiven Störungen auch unter naturalistischen Bedingungen in deutschen Facharztpraxen und psychiatrischen Ambulanzen bestätigen lässt (Laux 2011). Ferner wurden im Rahmen dieser Studie weitere Sicherheits- und Verträglichkeitsdaten gesammelt. Insgesamt wurden 3356 Patienten in die Studie eingeschlossen und über 12 Wochen deutschlandweit mit Agomelatin behandelt. Von 3317 dieser Patienten konnten Wirksamkeitsdaten ausgewertet werden. Die initiale Dosierung von Agomelatin 25 mg einmal täglich konnte bei Bedarf auf 50 mg einmal täglich gesteigert werden. Die Verbesserung der depressiven Symptomatik wurde mit einer Kurzversion der

MADRS-Skala und dem CGI evaluiert, die Effekte auf Schlaf und Tagesaktivität mit dem standardisierten Patientenfragebogen CircScreen erfasst.

4.3 Statistische Analysen

4.3.1 Wirksamkeitsanalysen

Die Wirksamkeitsanalysen wurden an der Gesamtgruppe („Full Analysis Set"; FAS) definiert und gemäß des Intention-to-Treat-Prinzips durchgeführt. Die Wirksamkeitsanalysen erfolgten auf der Basis des letzten Wertes nach Baseline (last observation carried forward, LOCF).

Für die Langzeitwirksamkeit erfolgte die Analyse für das Hauptzielkriterium „Zeit bis zum Rückfall" unter Verwendung eines Log-Rank-Tests. Cox-Modelle wurden als supportive Analysen durchgeführt, um das Hazard-Risiko (HR) oder die Rückfallrisiko-Reduktion (1-HR [%]) zu bestimmen (Adjustierung für Zentrumseffekte und Randomisierungsvisite). Die Rückfallinzidenz über die Zeit wurde mithilfe der Kaplan-Meier-Methode bestimmt.

In allen Studien basierten die Responder-Analysen auf dem Prozentsatz von Patienten, die eine Reduktion im Gesamtwert ≥ 50 % im Vergleich zu Baseline im primären Hauptzielkriterium (HAM-D_{17} oder MADRS) oder einen CGI-Wert von 1 oder 2 (= sehr viel besser oder viel besser) im sekundären Zielkriterium erreichten. Remissionsanalysen basierten auf dem Prozentsatz von Patienten, die einen HAM-D_{17}-Gesamtwert von ≤ 6 bzw. ≤ 7 oder einen MADRS-Gesamtwert ≤ 12 erreicht hatten.

Metaanalysen (data on file) von Studien wurden durchgeführt, um die Gesamtwirksamkeit von Agomelatin im Vergleich zu Placebo darzustellen. Wirksamkeitsanalysen wurden außerdem in 2 Subgruppen von Patienten mit schwerer Depression durchgeführt, definiert a priori als ein Baseline-HAM-D_{17}-Gesamtwert von ≥ 25 (Studien 2 und 3; Kennedy et al. 2006, Olié u. Kasper 2007) sowie bei Patienten mit ausgeprägten Angstsymptomen.

Zusätzlich wurde eine separate Metaanalyse zur Wirksamkeit unter Einschluss der placebokontrollierten Studien 1–4 (Loo et al. 2002, Kennedy u. Emsley 2006, Olié u. Kasper 2007, EMEA 2008) durchgeführt (data on file). Die Studien 5 und 6 (CL3-023 und CL3-024; EMEA 2008) wurden nicht eingeschlossen, da sie als nicht-konklusive Studien („non-conclusive trials") klassifiziert

wurden, weil sich auch die jeweils aktive Vergleichssubstanz (Fluoxetin bzw. Paroxetin) nicht von Placebo unterschieden hatte.

Die Daten der nicht-interventionellen Studie (Laux 2011) wurden deskriptiv ausgewertet.

4.3.2 Sicherheitsanalysen

Sicherheitsdaten von Agomelatin wurden in einer integrierten Sicherheitsanalyse unter Einschluss aller durchgeführten Studien erfasst. Hierbei wurden alle Patienten eingeschlossen, die mindestens eine Dosis von Agomelatin entweder in den kontrollierten oder offenen Studien erhalten hatten. Der Gesamtsicherheitsdatensatz bestand aus Patienten, die Agomelatin (n = 3792), Placebo (n = 826) oder eine aktive Kontrollmedikation erhalten hatten (n = 1040). (Kennedy, Rizvi 2010).

Weitere Sicherheitsdaten von 3324 Patienten wurden im Rahmen der nicht-interventionellen Studie VIVALDI erhoben (Laux 2011) sowie in den amerikanischen Studien von Stahl und Zajecka (Studien 7 und 8) (n = 989) erfasst (Stahl et al. 2010, Zajecka et al. 2010).

4.4 Wirksamkeit in placebo-kontrollierten Studien

4.4.1 Kurzzeitstudien

5 von 8 Studien zeigten positive Ergebnisse: Studie 1 (Loo et al. 2002), Studie 2 (Kennedy u. Emsley 2006), Studie 3 (Olié u. Kasper 2007), Studie 7 (Stahl et al. 2010) und Studie 8 (Zajecka et al. 2010). Die erste der drei, in fixer Dosierung durchgeführten Studien (Studie 4, CL3-022; EMEA 2008) war negativ mit einer sichtbaren, aber nicht signifikanten Differenz von 1,4 Punkten auf der HAM-D-Skala zugunsten von Agomelatin vs. Placebo, verglichen mit 2,59 Punkten zwischen Fluoxetin und Placebo (p = 0,008). Die beiden anderen Studien 5 und 6 (CL3-023 und CL3-024; EMEA 2008) waren nicht konklusive Studien, da auch die Vergleichssubstanz sich nicht von Placebo unterschied. In einer Subgruppenanalyse der schwer depressiven Patienten wurde hingegen in diesen 3 Studien eine signifikante Verbesserung gegenüber Placebo nachgewiesen. In den 5 positiven Studien variierte der Behandlungseffekt im Vergleich zu Placebo zwischen 2,2 und 3,44 Punkten auf der HAM-D_{17}-

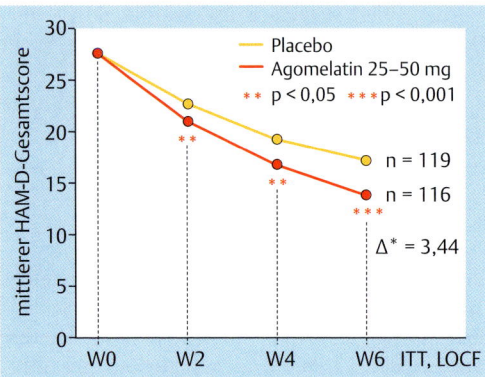

Abb. 4.1   Die Wirksamkeit (Verbesserung der Hamilton-Depressions-Skala in Punkten) von Agomelatin 25–50 mg bei Patienten mit einer Depression im Vergleich zu Placebo. Signifikante Effekte traten bereits nach 2 Wochen auf und erreichten nach 6 Wochen 3,44 Hamilton-Punkte (nach Olié u. Kasper 2007).

Skala (Loo et al. 2002, Kennedy u. Emsley 2006, Olié u. Kasper 2007, Stahl et al. 2010, Zajecka et al. 2010), wobei sich bereits nach Woche 1 (Studien 7 und 8) bzw. Woche 2 (Studien 1 und 3) ein signifikanter Unterschied zu Placebo zeigte (Abb. 4.1).

Eine Metaanalyse der placebokontrollierten Studien unter Einschluss der negativ verlaufenen Studie (Studien 1–4; Loo et al. 2002, Kennedy u. Emsley 2006, Olié u. Kasper 2007, EMEA 2008) zeigte eine signifikante Differenz zwischen Agomelatin und Placebo auf der HAM-D$_{17}$-Skala ($\Delta = 2{,}43 \pm 0{,}49$; 95% KI 1,48, 3,38; $p < 0{,}001$) (Kennedy u. Rizvi 2010). Die beiden neuesten placebokontrollierten Studien (Studien 7 und 8; Stahl

et al. 2010, Zajecka et al. 2010) sind in dieser Metaanalyse noch nicht enthalten.

In den unten aufgeführten Studien respondierten signifikant mehr Patienten in der Agomelatin-Gruppe auf die Behandlung als in der Placebo-Gruppe. Der Unterschied in der Responderrate zwischen der Agomelatin- und der Placebo-Gruppe betrug 15,2% in Studie 1 (unter Behandlung mit 25 mg Agomelatin pro Tag; $p < 0{,}05$; Loo et al. 2002), 14,8% in Studie 2 (unter Behandlung mit 25–50 mg Agomelatin pro Tag; $p < 0{,}05$; Kennedy u. Emsley 2006), 19% in Studie 3 (unter Behandlung mit 25–50 mg Agomelatin pro Tag; $p < 0{,}01$; Olié u. Kasper 2007), 13,7% in Studie 7 (unter Behandlung mit 25 mg Agomelatin pro Tag; $p = 0{,}013$; Stahl et al. 2010) und 12% in Studie 8 (Agomelatin 50 mg; $p = 0{,}029$; Zajecka et al. 2010) (Tab. 4.4).

In Studie 1 (Loo et al. 2002) wurde Paroxetin als aktive Vergleichssubstanz eingesetzt. Hierbei war der HAM-D$_{17}$-Gesamtwert in der Paroxetin-Gruppe signifikant niedriger als unter Placebo ($p = 0{,}03$), in Bezug auf die Responderraten zeigte sich kein signifikanter Unterschied zwischen Paroxetin und Placebo (9,9%).

Auch führt die Behandlung der Depression mit Agomelatin zu einer Besserung des gesamten Symptom-Spektrums einer Depression. Ausgeprägt werden Kernsymptome wie depressive Verstimmung, Schlaf, Angst, Antrieb- und Arbeitsfähigkeit sowie Aktivität verbessert (Abb. 4.2).

> Der antidepressive Effekt von Agomelatin erfasst alle Symptome einer Depression.

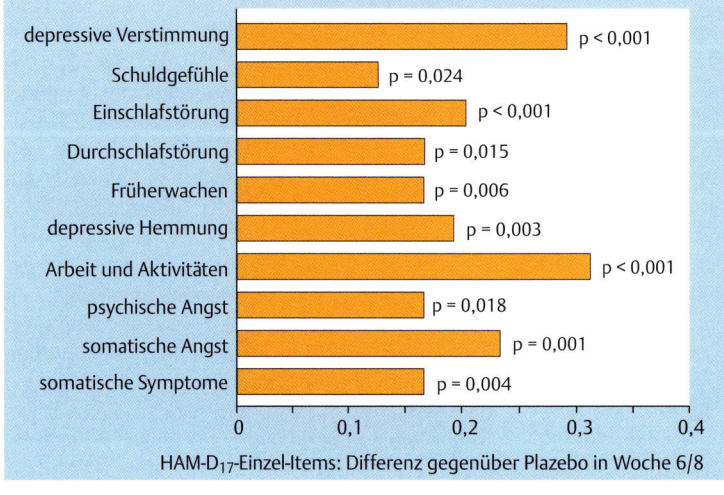

Abb. 4.2   Die Wirkung von Agomelatin 25–50 mg/d auf das Symptomspektrum der Depression (Einzel-Items der Hamilton-Depressions-Skala) (Metaanalyse der Daten aus Loo et al. 2002, Kennedy u. Emsley 2006, Olié u. Kasper 2007; Kiel, Pharma Report, Der Nervenarzt, 2010, 81).

Tab. 4.4 Kurzwirksamkeit von Agomelatin im Vergleich zu Placebo und den aktiven Vergleichssubstanzen Paroxetin / Fluoxetin anhand der Placebo-Verum-Differenz mittels HAM-D$_{17}$-Skala über eine Behandlungsdauer von 6–8 Wochen (nach Kennedy u. Rizvi 2010, EMEA 2008, Stahl et al. 2010, Zajecka et al. 2010).

Behandlungsgruppe (Anzahl der Patienten)	HAM-D$_{17}$-Baseline	HAM-D$_{17}$-Abschlusswert	Differenz versus Placebo	95 % KI	p-Wert
Studie 1 (Loo et al. 2002), 8 Wochen					
Agomelatin 25 mg/d (135)	27,4 ± 2,7	12,8 ± 8,2	2,57	0,15; 4,99	0,034
Placebo (136)	27,4 ± 3,1	15,3 ± 8,9			
Paroxetin 20 mg/d (144)	27,3 ± 3,4	13,1 ± 8,4	2,25	0,22; 4,28	0,030
Studie 2 (Kennedy et al. 2006), 6 Wochen					
Agomelatin 25–50 mg/d (106)	26,5 ± 2,8	14,1 ± 7,7	2,30	0,28; 4,31	0,026
Placebo (105)	26,7 ± 3,0	16,5 ± 7,4			
Studie 3 (Olié et al. 2007), 6 Wochen					
Agomelatin 25–50 mg/d (116)	27,4 ± 2,7	13,7 ± 0,8	3,44	1,63; 5,26	0,001
Placebo (119)	27,2 ± 2,7	17,1 ± 0,8			
Studie 4 (EMEA 2008), 6 Wochen					
Agomelatin 25 mg/d (133)	27,6 ± 2,9	14,5 ± 8,2	ns	k. A.	ns
Placebo (149)	28,0 ± 3,6	15,9 ± 8,6			
Fluoxetin 20 mg/d (137)	k. A.	k. A.	2,59	k. A.	0,008
Studie 7 (Stahl et al. 2010), 8 Wochen					
Agomelatin 25 mg/d (168)	26,8 ± 3,28	15,0 ± 0,64	2,2	0,5; 3,9	0,010
Agomelatin 50 mg/d (169)	26,8 ± 3,35	15,0 ± 0,65	1,2	–0,4; 2,9	0,144
Placebo (166)	26,4 ± 2,92	17,1 ± 0,62			
Studie 8 (Zajecka et al. 2010), 8 Wochen					
Agomelatin 25 mg/d (170)	26,7 ± 3,07	k. A.	0,6	–1,5; 2,0	0,505
Agomelatin 50 mg/d (168)	27,1 ± 3,63	k. A.	2,5	0,8; 4,3	0,004
Placebo (173)	27,1 ± 3,71	k. A.			

KI = Konfidenzintervall; k. A. = keine Angabe

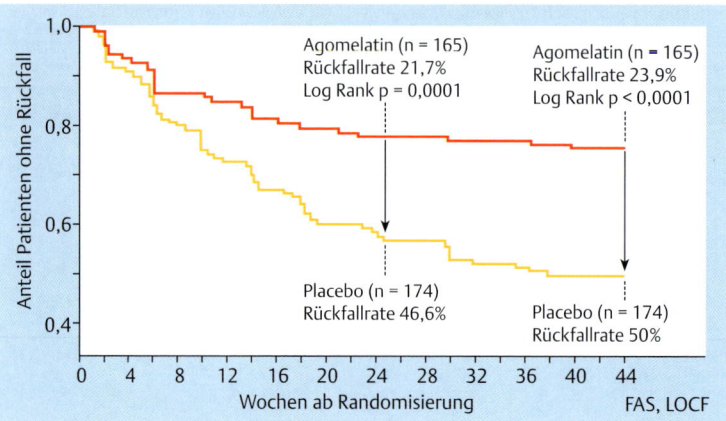

Abb. 4.**3** Kaplan-Meier-Analyse „Zeit bis zum Rückfall" bei Patienten, die mit Agomelatin 25–50 mg oder Placebo während einer 24- und 44-wöchigen Behandlungsphase behandelt wurden. Es zeigt sich eine signifikante und stark ausgeprägte Verhinderung von Rückfällen durch Agomelatin in der Langzeitbehandlung (nach Goodwin et al. 2008, 2009).

4.4.2 Rückfallpräventionsstudien

In der ersten Rückfallpräventionsstudie mit fixer Dosierung von Agomelatin 25 mg/d (Studie 11, CL3–021; EMEA 2008) ergab sich in der Gesamtgruppe (FAS-Population 364 Patienten, 185 mit Agomelatin behandelt) eine Rückfallrate in der Agomelatin-Gruppe von 25,9 % vs. 23,5 % in der Placebo-Gruppe und die primäre Kaplan-Meier-Analyse bez. „Zeit bis zum Rückfall" zeigte keine Differenz zwischen den Gruppen (Kennedy u. Rizvi 2010).

In Studie 12 (Goodwin et al. 2009) war die Rückfallinzidenz in einem Zeitraum von 6 Monaten in der Agomelatin-Gruppe signifikant geringer im Vergleich zu Placebo (21,7 % vs. 46,6 %; Log-Rank-Test, $p = 0,0001$) mit einer Rückfallrisikoreduktion von 54 % und einem relativen Risiko von 0,458 ($p = 0,001$). Die rückfallfreien Überlebenskurven für die beiden Behandlungsgruppen separierten graduell über den Zeitraum der doppelblinden Behandlungsperiode (Abb. 4.**3**). Der Unterschied erreichte nach 10 Wochen statistische Signifikanz und nahm im weiteren Verlauf über 10 Monate weiter zu. Die Inzidenz eines Rückfalls war in der Agomelatin-Gruppe signifikant niedriger im Vergleich zu Placebo (23,9 % vs. 50 %; Log-Rank-Test, $p < 0,0001$; Goodwin et al. 2008).

> Agomelatin verhindert Rückfälle signifikant besser als Placebo.

4.5 Wirksamkeit in Studien mit aktiven Vergleichssubstanzen

4.5.1 Kurzzeitstudien

In Studie 13 (Lemoine et al. 2007) zeigte sich, gemessen mit der HAM-D$_{17}$-Skala, nach 6 Wochen keine signifikante Differenz zwischen Agomelatin und Venlafaxin. Auch die Responderraten waren in beiden Gruppen vergleichbar (Agomelatin 76,4 % und Venlafaxin 70,6 %; Tab. 4.**5**). Im Gegensatz dazu zeigte sich im CGI-I-Wert eine deutlichere Wirksamkeit von Agomelatin im Vergleich zu Venlafaxin (Differenz zwischen den Behandlungen 0,32; $p = 0,016$) und signifikant mehr Responder in der Agomelatin-Gruppe im Vergleich zu der Venlafaxin-Gruppe (87,9 % vs. 77,8 %; $p < 0,05$). Bezüglich der Remitter-Raten (definiert anhand der HAM-D$_{17}$-Skala und dem CGI-I) ergab sich kein signifikanter Unterschied zwischen den beiden Behandlungsgruppen nach 6 Wochen (HAM-D$_{17}$: 33,3 % vs. 29,4 %; CGI-I: 49,1 % vs. 45,2 %) (Kennedy u. Rizvi 2010).

Tab. 4.5 Kurz- und Langzeitwirksamkeit (6–8 Wochen/6 Monate) von Agomelatin im Vergleich zu aktiven Vergleichssubstanzen: Responder und Remitter definiert nach HAM-D$_{17}$ und CGI-I (nach Hale et al. 2010; Kennedy u. Rizvi 2010).

	Studie 13 (Lemoine et al. 2007)		Studie 15 (Kasper et al. 2010b)			Studie 16 (Hale et al. 2010)	
	Agomelatin 25–50 mg/d (n = 165)	Venlafaxin 75–150 mg/d (n = 167)	Agomelatin 25–50 mg/d (n = 150)	Sertralin 50–100 mg/d (n = 156)		Agomelatin 25–50 mg/d	Fluoxetin 20–40 mg/d
HAM-D$_{17}$ % Responder (Reduktion ≥ 50 % im Vergleich zu Baseline)							
6 Wochen	76,40	70,60	70,00	61,50	8 Wochen	71,70	63,80
Differenz	5,80		8,50			7,85	
6 Monate			76,00	63,50		k. A.	k. A
Differenz			12,50*				
CGI-I % Responder (Wert = 1 oder 2)							
6 Wochen	87,90	77,80	83,30	76,90	8 Wochen	77,7	68,8
Differenz	10,00*		6,40			8,98*	
6 Monate	83,00	74,90	78,00	71,20		k. A.	k. A.
Differenz	8,20		6,90				
HAM-D$_{17}$ % Remitter (Wert < 7)					**HAM-D$_{17}$ % Remitter (Wert < 6)**		
6 Wochen	33,30	29,40	32,70	28,80	8 Wochen	32,00	28,40
Differenz	3,90		3,80			3,58	
6 Monate			55,30	51,30		k. A.	k. A.
Differenz			4,10				
CGI-I % Remitter (Wert = 1)							
6 Wochen	49,10	45,50	46,70	37,80	8 Wochen	39,3	39,8
Differenz	3,60		8,90			0,57	
6 Monate	60,00	50,30	56,70	56,40		k. A.	k. A.
Differenz	9,70		0,30				

*= p < 0,05

> Agomelatin besitzt eine zuverlässige Kurz- und Langzeitwirksamkeit.

In der zweiten Vergleichsstudie von Agomelatin vs. Venlafaxin (Studie 14; Kennedy et al. 2008) zeigte sich ebenfalls eine vergleichbare Wirksamkeit. Ein signifikanter Unterschied zwischen beiden Medikamenten (MADRS-Gesamtwert Baseline vs. Ende der Studie: Agomelatin: 27,9–10,1; Venlafaxin: 27,9–9,8) war nicht nachweisbar. Auch ergaben sich keine signifikanten Unterschiede zwischen Agomelatin und Venlafaxin in Bezug auf Responder (82,5 % vs. 79,9 %) bzw. Remitter (73 % vs. 66,9 %).

In der dritten Studie mit einer aktiven Vergleichssubstanz (Studie 15; Kasper et al. 2010b) zeigte sich eine Überlegenheit von Agomelatin im Vergleich zu Sertralin sowohl in der HAM-D$_{17}$-Skala (Unterschied zwischen den Behandlungen 1,68; p = 0,031) (Abb. 4.4), als auch im CGI-I-Wert (Differenz 0,28; p < 0,05) in Woche 6. Der Anteil der Responder definiert als eine Änderung in der HAM-D$_{17}$-Skala bzw. dem CGI-I-Wert unterschied sich nicht signifikant zwischen der Agomelatin- (70 % bzw. 83,3 %) und der Sertralin-Gruppe (61,5 % bzw. 76,9 %). Auch zeigte sich kein signifikanter Unterschied zwischen Agomelatin und Sertralin in Bezug auf die Remitter-Raten (HAM-D$_{17}$: 32,7 % vs. 28,8 %; CGI-I: 46,7 % vs. 37,8 %) (Tab. 4.5).

In einer weiteren Studie wurde die antidepressive Wirksamkeit von Agomelatin mit Fluoxetin bei schwer depressiven Patienten (HAM-D ≥ 25 und CGI ≥ 4) verglichen (Hale et al. 2010). Im Gegensatz zu den vorgenannten Studien war hier die antidepressive Wirksamkeit als primäres Zielkriterium definiert. In dieser Studie zeigte sich ebenfalls eine statistisch signifikante Überlegenheit von Agomelatin im Vergleich zu Fluoxetin in der HAM-D$_{17}$-Skala (Unterschied zwischen den Behandlungen 1,49; p = 0,024) in Woche 8. Auch war der Anteil der Responder, definiert nach Reduktion des HAM-D$_{17}$, in der Agomelatin-Gruppe größer als bei den mit Fluoxetin behandelten Patienten, wobei dies keine statistische Signifikanz aufwies (71,7 % vs. 63,8; p = 0,060). Auch der Anteil Responder mittels CGI war in der Agomelatin-Gruppe größer als in der Fluoxetin-Gruppe (77,7 % vs. 68,8 %; p = 0,023) (Tab. 4.5).

Von einer weiteren Vergleichsstudie von Agomelatin mit Escitalopram (Quera Salva et al. 2010) liegen derzeit nur Ergebnisse in Form eines Abstracts vor. Hierbei zeigte sich ein Trend zugunsten von Agomelatin (der Unterschied zwischen den Behandlungen betrug nach Adjustierung für Zentrums- und Baseline-Effekte 1,46; p = 0,0024). Dies wurde bestätigt durch die Responderraten von 64,7 % unter Agomelatin und 59 % unter Escitalopram. Weitere Details können derzeit aufgrund der noch ausstehenden Vollpublikation nicht genannt werden.

Zusammenfassend zeigt sich in den Vergleichsstudien eine mindestens vergleichbare antidepressive Wirksamkeit von Agomelatin im Vergleich zu verschiedenen aktuellen Antidepressiva, was sich auch in einer aktuellen Metaanalyse widerspiegelt (Abb. 4.4) (Kasper 2010a).

4.5.2 Verlängerungsstudien

In den Studien 13–15 erfolgte zusätzlich eine 12- (Kennedy et al. 2008) bzw. 18-wöchige Verlängerung (Lemoine et al. 2007, Kasper et al. 2010b).

In Studie 13 (Lemoine et al. 2007) zeigte sich eine signifikante Überlegenheit von Agomelatin gegenüber Venlafaxin in Bezug auf die Wirksamkeit gemessen mit dem CGI-I nach 6 Monaten (Unterschied zwischen den Behandlungen 0,32; p < 0,05). Hingegen ergaben sich keine signifikanten Unterschiede in Bezug auf die Responder- (83 % vs. 74,9 %) und Remitterraten (60 % vs. 50,3 %) (Kennedy u. Rizvi 2010).

In Studie 14 (Kennedy et al. 2008) zeigten sich keine Unterschiede zwischen den Behand-

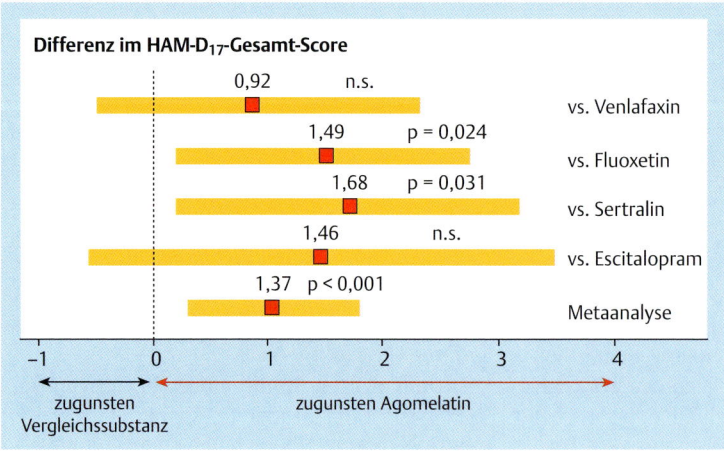

Abb. 4.4 Antidepressive Wirksamkeit von Agomelatin in Kurzzeitstudien im Vergleich zu Serotonin-Wiederaufnahme-Hemmern und einem dualen Noradrenalin- und Serotonin-Wiederaufnahme-Hemmer nach 6 bzw. 8 Behandlungswochen, gemessen mit der HAM-D$_{17}$-Skala (nach Lemoine et al. 2007, Hale et al. 2010, Kasper 2010a, Kasper et al. 2010b, Quera Salva et al. 2010).

lungsgruppen in Bezug auf die Responder- und Remitterraten definiert nach CGI-I nach 6 Monaten (78,8 % und 75,2 % für Agomelatin; 77,7 % und 71,2 % für Venlafaxin) (Kennedy u. Rizvi 2010).

In Studie 15 (Kasper et al. 2010b) zeigte sich nach 6 Monaten eine signifikant höhere Responderrate definiert nach dem HAM-D$_{17}$-Wert unter Agomelatin im Vergleich zu Sertralin (76 % vs. 63,5 %; p < 0,05), wobei dieser Unterschied im CGI-I nicht nachweisbar war. Auch fanden sich keine signifikanten Gruppenunterschiede in den Remitterraten (definiert nach HAM-D$_{17}$ oder CGI-I; Tab. 4.5) (Kennedy u. Rizvi 2010).

4.5.3 Wirksamkeit in der nicht-interventionellen Studie

In der nicht-interventionellen Studie (Laux 2011), bei der 3317 Patienten über 12 Wochen in 665 deutschen Facharztpraxen und psychiatrischen Ambulanzen mit Agomelatin behandelt und ausgewertet wurden, bestätigte sich die in den klinischen Studien nachgewiesene gute Wirksamkeit von Agomelatin in der Behandlung der Depression. So zeigte sich bei Baseline ein mittlerer Wert von 30,6 ± 8,7 Punkten auf der Kurzversion der MADRS-Skala, der im Verlauf der 12 Wochen bis auf 12,8 ± 9,7 abnahm (Abb. 4.5). Der Anteil der Responder und Remitter stieg kontinuierlich von 12,3 % bzw. 11,9 % nach Woche 2 bis auf 65,8 % bzw. 54,8 % nach Woche 12. Bezogen auf die CGI-Skala respondierten nach 2 Wochen 22,8 % der Patienten und nach 12 Wochen Behandlung stieg der Anteil auf 72,4 %. Nahezu die Hälfte der behandelten Patienten (48,4 %) erreichte nach 2 Wochen eine Abnahme des Gesamtscores des svMADRS um mindestens 20 % (early improvers).

> Agomelatin zeigt klinisch relevante Therapieeffekte in der täglichen Praxis.

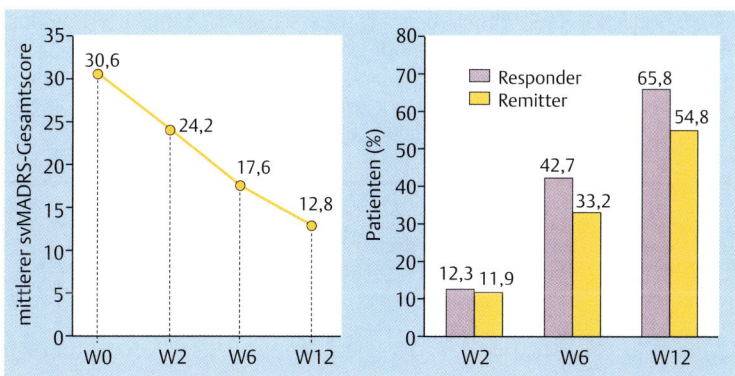

Abb. 4.5 Wirksamkeit von Agomelatin 25–50 mg in einer nicht-interventionellen Studie, dargestellt anhand des svMADRS-Gesamtscores (Kurzversion der Montgomery-Asperg-Depressions-Skala) sowie der Responder- (Verbesserung des svMADRS-Punktewerts ≥ 50 %) und Remitterraten (svMADRS-Punktewert ≤ 12) (nach Laux 2011).

5 Besondere Eigenschaften von Agomelatin

5.1 Hinweise auf einen schnellen Wirkungseintritt

In einer Metaanalyse der placebokontrollierten Studien 1–3 (Loo et al. 2002, Kennedy u. Emsley 2006, Olié u. Kasper 2007) zeigten sich signifikante Verbesserungen der depressiven Symptome bereits bei der ersten Visite 2 Wochen nach Randomisierung. Der mittlere HAM-D$_{17}$-Gesamtwert in Woche 2 in der Agomelatin-Gruppe (n = 358) betrug 20,2 verglichen mit 21,7 in der Placebo-Gruppe (n = 365; p < 0,001). Auch war der Anteil der Responder in Woche 2 in der Agomelatin-Gruppe signifikant höher (15,6 %) verglichen mit Placebo (9,9 %; p < 0,05) (Kennedy u. Rizvi 2010). Bestätigt wird dies durch die beiden amerikanischen Studien (Stahl et al. 2010, Zajecka et al. 2010), in denen bereits nach 1 Woche ein signifikanter Unterschied gegenüber Placebo nachweisbar war (Abb. 5.1).

> Signifikante therapeutische Effekte zeigten sich unter Agomelatin bereits ab der ersten Behandlungswoche.

Auch im Vergleich zu den aktiven Vergleichssubstanzen gibt es Hinweise, dass es bei Agomelatin zu einem frühen Eintritt der antidepressiven Wirkung kommt. In Studie 13 (Lemoine et al. 2007) zeigte sich ein signifikant besserer CGI-I-Wert nach der ersten Behandlungswoche in der Agomelatin-Gruppe (3,2; n = 165) im Vergleich zu der Venlafaxin-Gruppe (3,6; n = 167; Unterschied 0,39, p < 0,0001). In der HAM-D$_{17}$ zeigte sich zu diesem Zeitpunkt kein signifikanter Unterschied zwischen beiden Gruppen. Der Anteil der Responder, definiert nach dem HAM-D$_{17}$-Kriterium, in Woche 2 unterschied sich nicht signifikant zwischen der Agomelatin- und Venlafaxin-Gruppe (28,7 % vs. 21,2 %) (Kennedy u. Rizvi 2010). In Studie 15 (Kasper et al. 2010b) zeigte sich ein sta-

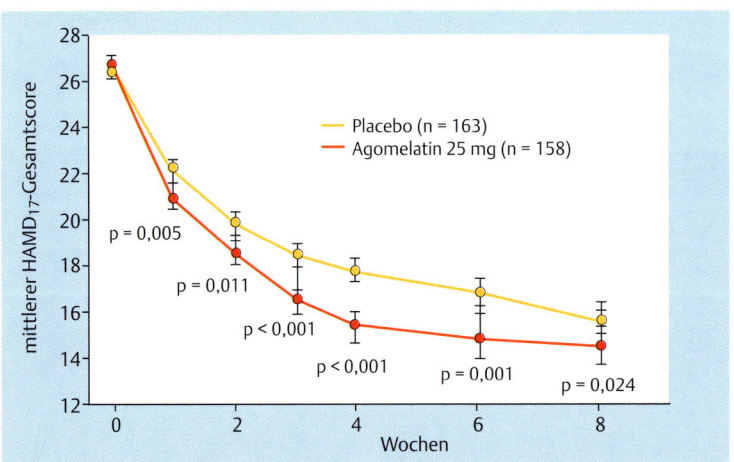

Abb. 5.1 Hinweise auf einen schnellen Wirkungseintritt: In der 8-wöchigen placebokontrollierten Studie zeigte sich bereits in Woche 1 ein statistisch signifikanter Unterschied zu Placebo. Der mittlere HAM-D$_{17}$-Gesamtscore wurde zum Untersuchungszeitpunkt (MMRM) in der ITT Population ermittelt. Die p-Werte im Vergleich zu Placebo betrugen bei Behandlung mit 25 mg/d Agomelatin 0,005 (Woche 1), 0,011 (Woche 2), <0,001 (Wochen 3 und 4), 0,001 (Woche 6) und 0,024 (Woche 8). ITT = Intention to treat; MMRM = mixed-effect model repeated measures (nach Stahl et al. 2010).

tistisch signifikanter Unterschied in den Responderraten, definiert nach der HAM-D$_{17}$-Skala, nach 2 Wochen: 20 % in der Agomelatin-Gruppe verglichen mit 10,9 % in der Sertralin-Gruppe (p < 0,05).

Zusammenfassend gibt es demnach Hinweise darauf, dass es bei einer Behandlung mit Agomelatin im Vergleich zu einer Behandlung mit Placebo oder einer aktiven Vergleichssubstanz früh zu einer Symptomverbesserung kommt.

5.2 Wirkung auf Schlaf und Tagesfunktion

Die Wirksamkeit von Agomelatin in Bezug auf eine Verbesserung des subjektiven Schlafes wurde verglichen mit Venlafaxin in Studie 13 (Lemoine et al. 2007) und mit Sertralin in Studie 15 (Kasper et al. 2010b) unter Verwendung des LSEQ. In Studie 13 (Lemoine et al. 2007) zeigte sich eine statistisch signifikante Überlegenheit von Agomelatin gegenüber Venlafaxin hinsichtlich der Leichtigkeit des Einschlafens („getting to sleep") und der Schlafqualität bereits in Woche 1 (p < 0,007 und p < 0,015). Der Unterschied blieb signifikant während der gesamten 6 Behandlungswochen (p < 0,006 und p < 0,041).

Es zeigte sich auch eine signifikante Differenz zugunsten von Agomelatin in Bezug auf die Leichtigkeit des Erwachens („ease of awakening") ab Woche 2 im Vergleich zu Venlafaxin (p < 0,008) und „integrity of behavior after awakening" mit einem signifikanten Unterschied nach Woche 1 (p < 0,0001) und zum Endpunkt der Studie

(p < 0,024) (Lemoine et al. 2007). Begleitet wurden diese raschen Verbesserungen des Schlafes mit einer Verbesserung der Aktivität am Tage (Abb. 5.2); d. h., Agomelatin weist trotz der schlaffördernden Wirkung keinerlei sedierende Effekt am Tage auf.

> Agomelatin verbesserte Schlafqualität und Tagesbefindlichkeit bei depressiven Patienten ab der ersten Behandlungswoche.

In Studie 15 (Kasper et al. 2010b) zeigte sich ein signifikanter Unterschied in Bezug auf die Leichtigkeit des Einschlafens („getting to sleep") und die Schlafqualität zugunsten von Agomelatin im Vergleich zu Sertralin nach Woche 2 (p < 0,001 und p < 0,05), außer am Studienende. Die relative Amplitude der zirkadianen Ruhe-Aktivitäts-Rhythmik besserte sich signifikant im Vergleich zu Sertralin, was als Normalisierung der zirkadianen Rhythmik gesehen werden kann (Abb. 5.3) (Kasper et al. 2010b).

In Studie 17 (Quera Salva et al. 2010) wurden die Effekte von Agomelatin im Vergleich zu Escitalopram auf verschiedene Schlafparameter mittels Polysomnographie untersucht. Hierbei zeigte sich bereits in Woche 2 eine Verbesserung der Schlafeffizienz bei den Patienten, die mit Agomelatin behandelt wurden, während es bei den mit Escitalopram behandelten Patienten zu einer Verschlechterung dieser Parameter kam mit einer statistisch signifikanten Differenz zugunsten von Agomelatin von 5,7 % (95 % KI: 1,3; 10; p = 0,012).

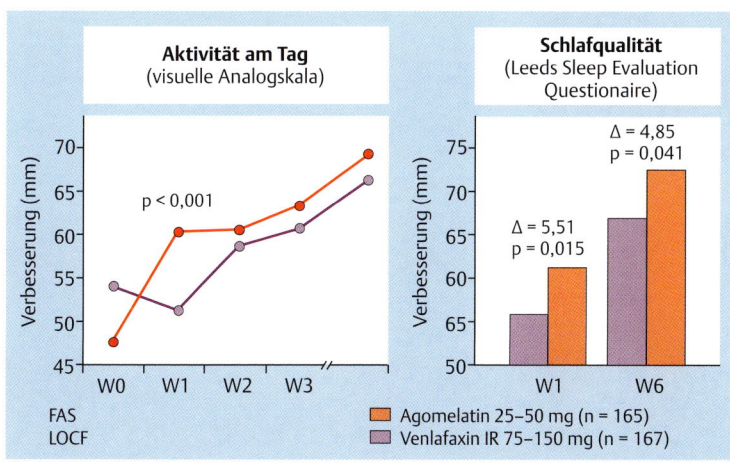

Abb. 5.**2** Wirkung von Agomelatin 25–50 mg auf Schlafqualität und Tagesaktivität bei Patienten mit einer Depression im Vergleich zu Venlafaxin 75–150 mg (nach Lemoine et al. 2007).

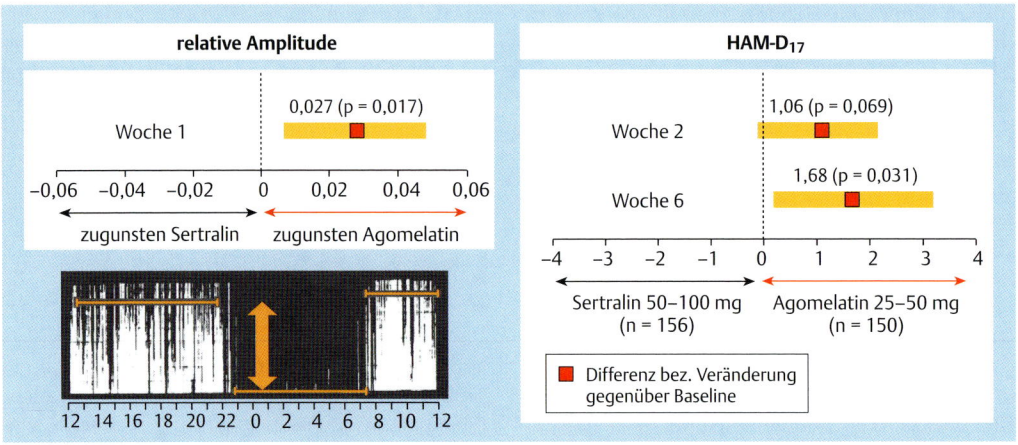

Abb. 5.**3** Die Wirkung von Agomelatin 25–50 mg auf die relative Amplitude der zirkadianen Ruhe-Aktivitäts-Rhythmik (mittlere Aktivität am Tage abzüglich mittlerer Aktivität in der Nacht) von Patienten mit einer Depression im Vergleich zu Sertralin 50–100 mg. Die Messungen erfolgten mittels Aktigrafie am nicht dominanten Handgelenk. Rechts ist die Verbesserung der depressiven Symptome mittels HAM-D$_{17}$ dargestellt (nach Kasper et al. 2010b).

> Agomelatin verbesserte den Ruhe-Aktivitäts-Rhythmus depressiver Patienten, begleitet von einer Besserung der depressiven Symptomatik.

Dieser Vorteil von Agomelatin war auch nach 6 Wochen nachweisbar, erreichte jedoch keine statistische Signifikanz.

Zusammenfassend zeigt sich in den klinischen Studien, dass es unter einer Behandlung mit Agomelatin zu einer frühzeitigen Verbesserung des Schlafes kommt, wobei sich Hinweise auf eine Überlegenheit gegenüber den Vergleichssubstanzen finden.

Auch in der nicht-interventionellen Studie bestätigte sich die schlafnormalisierende Wirkung von Agomelatin. Gaben zu Beginn der Studie noch 74,3 % und 77,5 % der Patienten an, häufige/sehr häufige Schwierigkeiten beim Einschlafen bzw. beim Durchschlafen zu haben, so sank dieser Anteil nach 12 Wochen Behandlung mit Agomelatin auf 11,9 % bzw. 14,7 %. Diese Verbesserung des Schlafes war begleitet von einer Besserung der Tagesmüdigkeit. Hier klagten am Ende der Studie noch 11,2 % der Patienten über eine weiter bestehende Tagesmüdigkeit im Vergleich zu 62 % zu Beginn der Behandlung (Laux 2011).

6 Klinische Wirksamkeit bei besonderen Patientengruppen

6.1 Schwere Depression

Im Rahmen mehrerer Studien wurde die Wirksamkeit von Agomelatin bei schweren Formen der Depression (definiert a priori als ein HAM-D$_{17}$-Gesamtwert von ≥ 25 bei Baseline) untersucht. Bei den placebokontrollierten Studien 1–3 (Loo et al. 2002, Kennedy u. Emsley 2006, Olié u. Kasper 2007) zeigte sich jeweils ein signifikanter Unterschied zu Placebo in dieser spezifischen Patientengruppe (Abb. 6.1).

> Agomelatin zeigte signifikante Therapieeffekte bei schwerer Depression.

Eine Metaanalyse dieser 3 Studien ergab eine Gesamtdifferenz im HAM-D$_{17}$-Gesamtwert zwischen Agomelatin (n = 295) und Placebo (n = 296) von 3,0 Punkten (p < 0,001). Diese Differenz variierte in Abhängigkeit von der Schwere der Depression bei Baseline und wurde größer mit zunehmenden Baseline-Werten auf der HAM-D$_{17}$-Skala: 2,06 (p = 0,021) bei Baseline-Werten von 22–25; 3,31 (p < 0,003) bei Baseline-Werten von 26–27; 3,46 (p = 0,001) bei Baseline-Werten von 28–30 und 4,45 (p < 0,025) bei Patienten mit einem Gesamtwert von über 30 (Montgomery u. Kasper 2007, Kennedy u. Rizvi 2010) (Abb. 6.2).

In der direkten Vergleichsstudie mit Fluoxetin bei Patienten mit schwerer Depression (HAM-D$_{17}$ ≥ 25 und CGI ≥ 4 bei Baseline) (Hale et al. 2010) zeigte sich eine Überlegenheit von Agomelatin gegenüber Fluoxetin mit einer Zwischengruppen-Differenz von 1,49 (95 % KI: 0,20–2,77; p = 0,024) in Woche 8. Auch respondierten mehr Patienten, die mit Agomelatin behandelt wurden, im Vergleich zu den mit Fluoxetin behandelten Patienten (71,7 % Agomelatin vs. 63,8 % Fluoxetin; p = 0,060).

In Studie 12 (Goodwin et al. 2009), einer Langzeit-Rückfallpräventionsstudie, zeigte sich eine kumulative Inzidenz von Rückfällen über 6 Monate in der Subgruppe der Patienten mit schwerer Depression (definiert als ein HAM-D$_{17}$-Gesamtwert von ≥ 25) von 21,9 % in der Agomelatin-Gruppe (n = 128) im Gegensatz zu 45,1 % in der Placebo-Gruppe (n = 142), gleichbedeutend mit einer relativen Risikoreduktion von 57 % unter einer Behandlung mit Agomelatin (p = 0,0001).

In Studie 11 (EMEA 2008), einer Rückfallpräventionsstudie mit fixer Dosierung, fand sich in der Gesamtpopulation zwar kein signifikanter Unterschied zwischen Agomelatin und Placebo, jedoch ergab eine Post-hoc-Analyse der Patienten mit schwerer Depression (definiert a priori als ein Baseline-HAM-D$_{17}$-Gesamtwert von ≥ 25 und ein CGI ≥ 5), dass bei diesen Patienten über

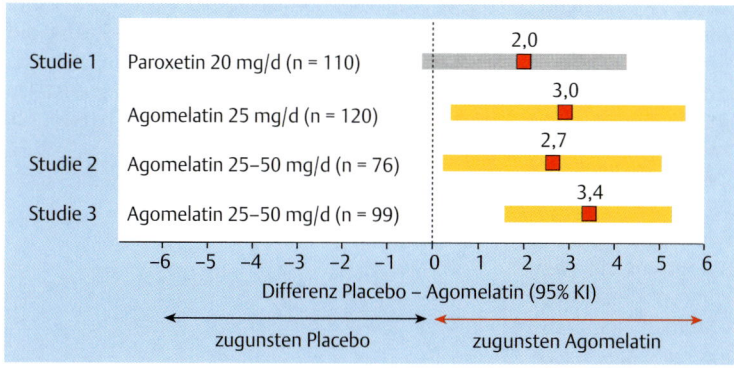

Abb. 6.1 Wirksamkeit von Agomelatin 25–50 mg versus Placebo bei Patienten mit schwerer Depression (HAM-D$_{17}$-Wert ≥ 25 bei Baseline) in 3 kontrollierten Studien: Studie 1 (p < 0,05), Studie 2 (p = 0,024) und Studie 3 (p = 0,002) (nach Kennedy und Rizvi 2010).

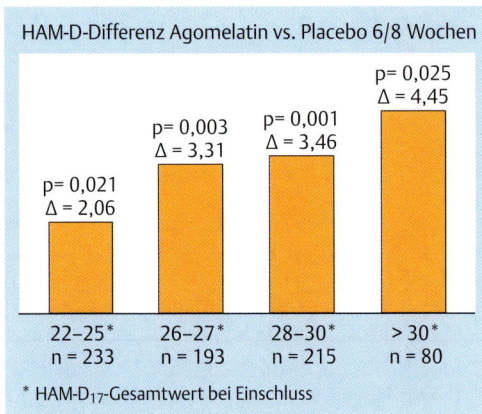

HAM-D-Differenz Agomelatin vs. Placebo 6/8 Wochen

p= 0,021
Δ = 2,06

p= 0,003
Δ = 3,31

p= 0,001
Δ = 3,46

p= 0,025
Δ = 4,45

22–25*
n = 233

26–27*
n = 193

28–30*
n = 215

> 30*
n = 80

* HAM-D$_{17}$-Gesamtwert bei Einschluss

Abb. 6.2   Antidepressive Wirksamkeit von Agomelatin 25–50 mg im Vergleich zu Placebo in Abhängigkeit vom Schweregrad der Depression (nach Montgomery u. Kasper 2007).

den Zeitraum von einem Jahr eine Behandlung mit Agomelatin mit signifikant weniger Rückfällen (25,9 %) assoziiert war als eine Behandlung mit Placebo (41,5 %) (p = 0,046) (Kennedy und Rizvi 2010).

> Agomelatin zeigte signifikante Therapieeffekte über alle Schwergrade der Depression.

6.2   Angstsymptome bei Depression und generalisierter Angststörung

Ängste werden im Rahmen depressiver Störungen sehr häufig beobachtet und können entweder ein Symptom der Depression sein oder aber als eigenständige Angststörung komorbid vorliegen. Sind Ängste bei depressiven Störungen stark ausgeprägt, stellt dies einen prognostisch ungünstigen Risikofaktor (Rao u. Zisook 2009) für den Verlauf der depressiven Störung dar, was die Bedeutung einer effektiven Behandlung von Angstsymptomen unterstreicht.

Vor diesem Hintergrund wurde die Wirkung von Agomelatin auf Angstsymptome in verschiedenen Studien untersucht. In einem Teil der Agomelatin-Depressions-Studien kam die HAM-A-Skala (Hamilton-Anxiety-Scale) zum

Einsatz, um die Veränderung von Angstsymptomen unter Behandlung zu erfassen (Loo et al. 2002, Hale et al. 2010, Kasper et al. 2010b). In den 3 placebokontrollierten Studien (Loo et al. 2002, Kennedy u. Emsley 2006, Olié u. Kasper 2007) wurden die Items für somatische und psychische Angst der HAM-D$_{17}$-Skala ausgewertet. In einer Studie an Patienten mit einer generalisierten Angststörung (GAD) war die HAM-A-Skala das primäre Hauptzielkriterium (Stein et al. 2008).

In Studie 1 (Loo et al. 2002) zeigte sich unter einer Behandlung mit Agomelatin 25 mg pro Tag eine signifikante Reduktion von Angstsymptomen (bestimmt anhand der HAM-A-Skala) mit einer Differenz zu Placebo von 3,4 Punkten (p < 0,05). In einer Metaanalyse (data on file) der Studien 1, 2 und 3 (Loo et al. 2002, Kennedy u. Emsley 2006, Olié u. Kasper 2007) ergab sich ein signifikanter Effekt von Agomelatin im Vergleich zu Placebo in Bezug auf die Angst-Subskala der HAM-D$_{17}$ (0,4 ± 0,12 Punkte; p < 0,001). Auch zeigte sich, dass bei Patienten mit einem hohen Angstniveau bei Baseline (definiert als ein Wert von ≥ 5 bei den Items für psychische und somatische Angst der HAM-D$_{17}$-Skala) Agomelatin Placebo signifikant überlegen war (0,65 ± 0,15 Punkte; p < 0,001). Dieser Vorteil blieb auch signifikant bei Patienten, die keinerlei begleitende Benzodiazepine oder andere Hypnotika erhalten hatten (Kennedy u. Rizvi 2010).

In Studie 16 (Hale et al. 2010) zeigten sich vergleichbare Werte auf der HAM-A-Skala in der Agomelatin- (11,1 ± 8,1) und der Fluoxetin-Gruppe (12,3 ± 10,0), während es in Studie 15 (Kasper et al. 2010b) zu einer signifikanten Reduktion des HAM-A-Gesamtwerts zugunsten von Agomelatin verglichen mit Sertralin über einen Zeitraum von 6 Wochen kam (p = 0,017) (Abb. 6.3). In dieser Studie zeigte sich auch eine signifikante Differenz zwischen den Gruppen in Bezug auf die psychischen und somatischen Angst-Items der HAM-A-Skala zugunsten von Agomelatin im Vergleich zu Sertralin (1,26, p = 0,031; 1,0, p = 0,028).

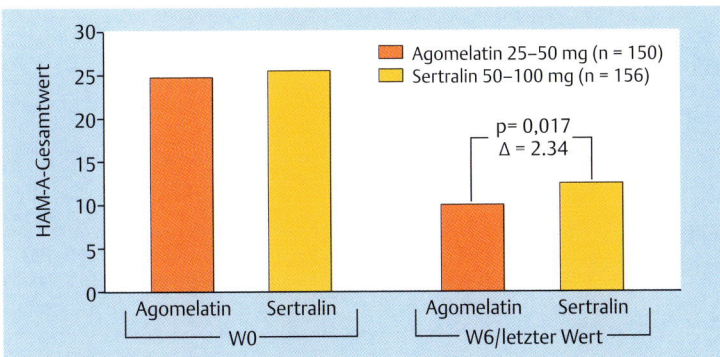

Abb. 6.**3** Wirkung von Agomelatin 25–50 mg auf Angstsymptome bei Depression (Hamilton-Angst-Skala) im Vergleich zu Sertralin 50–100 mg (nach Kasper et al. 2010b).

In einer 12-wöchigen placebokontrollierten Studie bei Patienten mit generalisierter Angststörung (Stein et al. 2008) führte eine Behandlung von 25–50 mg Agomelatin pro Tag zu einer signifikant größeren Reduktion des HAM-A-Gesamtwerts mit einer Differenz zu Placebo von 3,28 Punkten (p = 0,04).

Zusammenfassend zeigen diese Ergebnisse, dass Agomelatin anxiolytische Eigenschaften in der Behandlung der Depression und der generalisierten Angststörung besitzt.

> Agomelatin zeigte signifikante therapeutische Effekte auf Angstsymptome im Rahmen der Depression.

7 Sicherheit und Verträglichkeit

7.1 Unerwünschte Arzneimittelwirkungen in placebokontrollierten Studien

In einer gepoolten Analyse von unerwünschten Ereignissen in allen placebokontrollierten Studien zeigte sich, dass das Sicherheitsprofil von Agomelatin mit Ausnahme von Schwindel (5,9% vs. 3,5%; $p < 0,05$) sich nicht von Placebo unterscheidet (data on file). Diese Analyse schloss die Gesamtinzidenz von schweren und schwerwiegenden unerwünschten Arzneimittelwirkungen ein, die zu einem Behandlungsabbruch geführt haben (Tab. 7.1).

> Unerwünschte Arzneimittelwirkungen von Agomelatin liegen überwiegend auf Placebo-Niveau.

7.2 Unerwünschte Arzneimittelwirkungen in Studien mit aktiven Vergleichssubstanzen

In den Studien, bei denen Venlafaxin (Lemoine et al. 2007, Kennedy et al. 2008) oder Sertralin (Kasper et al. 2010b) als aktive Vergleichssubstanzen eingesetzt wurden, zeigte sich ebenfalls ein gutes Sicherheitsprofil von Agomelatin. Insbesondere war der Anteil der Patienten, die aufgrund von unerwünschten Arzneimittelwirkungen die Behandlung abbrachen, in der Agomelatin-Gruppe signifikant geringer im Vergleich zu sowohl Venlafaxin als auch Sertralin (Studie 13: 4,2% vs. 13,2%; Studie 14: 2,2% vs. 8,6%; Studie 15: 2,6% vs. 11,3%). Auch in der Vergleichsstudie mit Fluoxetin (Studie 16) (Hale et al. 2010) zeigte sich in beiden Behandlungsarmen ein gutes Sicherheitsprofil (nach Kennedy, Rizvi 2010). Von der Vergleichsstudie mit Escitalopram (Studie 17) (Quera Salva et al. 2010) liegen noch keine publizierten Daten zu den Abbruchraten vor.

Tab. 7.1 Inzidenz (%) unerwünschter Arzneimittelwirkungen in doppelblinden, placebokontrollierten Studien über einen Behandlungszeitraum von 6 Monaten (nach Kennedy u. Rizvi 2010).

	Placebo (n = 998)	Agomelatin 25–50 mg/d (n = 1120)
EAEs gesamt	56,4	58,1
Schwere EAEs[a]	9,7	8,8
Schwerwiegende EAEs[b]	3,5	4,2
EAEs, die zum Behandlungsabbruch führten	7,4	8,5
Am häufigsten (≥ 1 % in Agomelatin-Gruppe)		
Kopfschmerzen	16,7	17,0
Übelkeit	7,3	8,2
Schwindel	3,5	5,9
Durchfall	3	3,8
Insomnie	2,8	3,4
Somnolenz	2,4	3,1
Obstipation	2,3	2,3
Fatigue	2,2	2,9
Oberbauchschmerzen	1,5	2,7
Rückenschmerzen	2,2	2,7
Angst	1,6	2,6
Vermehrtes Schwitzen	0,9	1,3
Migräne	0,5	1,3

EAEs = emergent adverse events = neu aufgetretene unerwünschte Ereignisse
a = EAEs von starker Intensität
b = Als schwerwiegend gilt eine EAE wenn sie tödlich oder lebensbedrohlich ist, eine stationäre Behandlung oder Verlängerung einer stationären Behandlung erforderlich macht, eine bleibende oder schwerwiegende Behinderung oder Invalidität zur Folge hat, eine kindliche Missbildung darstellt oder von einem Arzt als medizinisch bedeutsam eingestuft wird.

| Agomelatin ist sicher und gut verträglich. |

7.4 Besondere Aspekte der Verträglichkeit

7.3 Unerwünschte Arzneimittelwirkungen in der nicht-interventionellen Studie

Das aus den klinischen Studien bekannte, insgesamt günstige Nebenwirkungsprofil von Agomelatin bestätigte sich auch in der nicht-interventionellen Studie (Laux 2011). Die Verträglichkeit von Agomelatin wurde von 93,2% der Patienten als insgesamt gut bis sehr gut bewertet. 10% der behandelten Patienten berichteten über Nebenwirkungen, wobei Kopfschmerzen (1,7%), Übelkeit (1,4%) und Schwindel (0,9%) am häufigsten genannt wurden. Bei 0,1% bzw. 0,2% der Patienten mit zuvor normalen Transaminasenwerten stiegen die ALT- bzw. AST-Werte um mehr als das Dreifache des oberen Normalbereichs an. Bei 9 von 3324 Patienten (0,3%) wurden insgesamt 16 schwerwiegende unerwünschte Nebenwirkungen erfasst, wobei von den untersuchenden Ärzten in allen Fällen kein gesicherter kausaler Zusammenhang mit Agomelatin angegeben wurde (Laux 2011).

7.4.1 Gastrointestinale Verträglichkeit

Bei vielen antidepressiv wirksamen Substanzen, insbesondere den selektiven Serotonin-Wiederaufnahme-Hemmern (SSRIs), treten gerade zu Beginn der Behandlung gastrointestinale Nebenwirkungen auf, die teilweise behandlungslimitierend sein können und von den Patienten häufig als sehr störend empfunden werden. In Bezug auf dieses Nebenwirkungsspektrum (z.B. Brechreiz, Übelkeit, Durchfall und Verstopfung) zeigte sich in einer gepoolten Sicherheitsanalyse unter Einschluss der Verlängerungsstudien über 6 Monate kein signifikanter Unterschied zwischen Agomelatin und Placebo. Auch kam es unter Agomelatin im Vergleich zu Placebo nicht häufiger zu einem Absetzen der Medikation aufgrund dieser unerwünschten Arzneimittelwirkungen (data on file; Tab.7.2). Die Inzidenz der unerwünschten Arzneimittelwirkungen und derer, die zu einem Absetzen der Medikation geführt haben, war generell niedriger bei Patienten, die mit Agomelatin behandelt wurden, im Vergleich zu Patienten, die Venlafaxin erhielten, sowie im Vergleich zu einer gepoolten Gruppe von Patienten, die SSRIs bekamen (Paroxetin, Fluoxetin oder Sertralin) (Kennedy, Rizvi 2010).

| Die gastrointestinale Verträglichkeit von Agomelatin ist gut. |

Tab.7.**2** Inzidenzrate (%) von Patienten mit gastrointestinalen unerwünschten Ereignissen (EAEs) und Ereignissen, die zu einem Absetzen der Medikation geführt haben (WEAEs): integrierte Analyse über 6 Monate (nach Kennedy u. Rizvi 2010).

	Placebo (n=826)		Agomelatin (n=3792)		SSRIs[a] (n=892)		SNRI[b] (n=307)	
	EAEs	WEAE	EAEs	WEAE	EAEs	WEAE	EAEs	WEAE
Übelkeit	8,1	1	6,7	0,6	12,4	1,7	20,2	3,9
Erbrechen	1,3	0,4	1,2	0,1	2,6	0,7	4,6	0,7
Diarrhö	3,0	0,1	3,2	0,1	6,6	0,5	2,9	
Verstopfung	2,7	0,1	2,3	0,1	2,2	0,2	5,5	

a = gepoolte Analyse von Patienten, die Paroxetin 20 mg/d, Fluoxetin 20 mg/d und Sertralin 50–100 mg/d erhalten haben
b = Venlafaxin 75–150 mg/d
SNRI = Serotonin-Noradrenalin-Wiederaufnahme-Hemmer
SSRIs = selektive Serotonin-Wiederaufnahme-Hemmer

7.4.2 Körpergewicht

Auch in Bezug auf das Risiko einer Zunahme des Körpergewichts unterscheiden sich die verschiedenen auf dem Markt befindlichen Antidepressiva (Gartlehner et al. 2008). Der Aspekt, eine bestimmte Nebenwirkung wie beispielsweise Gewichtszunahme zu vermeiden, spielt häufig bei der Auswahl des Medikaments eine wichtige Rolle (Zimmerman et al. 2004).

In einer gepoolten Analyse über 6 Monate zeigte sich eine Veränderung im Körpergewicht im Vergleich zu Baseline von 0,23 kg bei Agomelatin (n = 1078), 0,24 kg bei Placebo (n = 245), 0,51 kg bei Sertralin/Paroxetin/Fluoxetin (SSRIs) (n = 331) und 0,29 kg bei Venlafaxin (n = 185) (Kennedy u. Rizvi 2010). Der Anteil der Patienten, bei denen es zu einer klinisch relevanten Zunahme des Körpergewichts kam (definiert als ≥ 7 % Zunahme im Vergleich zu Baseline), betrug 5 % in der Agomelatin-Gruppe vs. 5,7 % bei Placebo (p = 0,632), 8,8 % bei SSRIs (p < 0,05) und 5,4 % bei Venlafaxin (p = 0,856) (Kennedy, Rizvi 2010). Diese vorläufigen Ergebnisse legen nahe, dass Agomelatin sich in Bezug auf das Körpergewicht neutral verhält (Abb. 7.1). Die Gewichtsneutralität bestätigte sich ebenfalls in der nicht-interventionellen Studie an 3324 Patienten in der täglichen ärztlichen Praxis (Laux 2011).

> Agomelatin verhält sich gewichtsneutral.

7.4.3 Kardiovaskuläre Verträglichkeit

Die kardiale Verträglichkeit eines Präparats stellt ein wesentliches Sicherheitskriterium dar. Hier zeigten sich bezüglich der kardiovaskulären Verträglichkeit inkl. einer Veränderung des Blutdrucks und der Herzfrequenz in der Gesamtsicherheitsdatenbank keinerlei Hinweise auf klinisch relevante Effekte von Agomelatin auf das kardiovaskuläre System (Kennedy u. Rizvi 2010). In einer darauf ausgerichteten Studie bestätigte sich, dass Agomelatin zu keiner Verlängerung der korrigierten QT-Zeit führt (Kennedy u. Rizvi 2010).

7.4.4 Sexuelle Funktion

Ebenso wie Veränderungen des Körpergewichts stellen auch auftretende sexuelle Dysfunktionen unter Antidepressiva im klinischen Alltag ein häufiges und für die Compliance der Patienten sehr bedeutsames Phänomen dar, wobei zu beachten ist, dass die Inzidenz Antidepressiva-induzierter sexueller Dysfunktionen typischerweise unter-

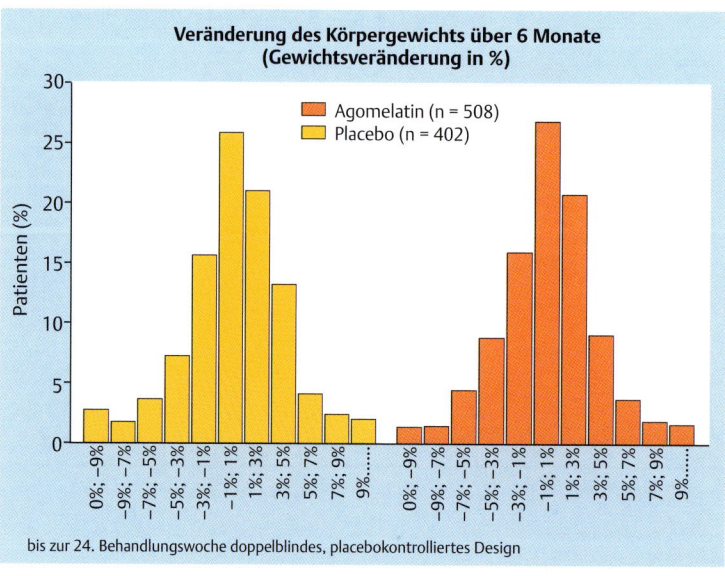

Abb. 7.1   Der Effekt von Agomelatin 25–50 mg auf das Körpergewicht depressiver Patienten im Vergleich zu Placebo nach 24-wöchiger Behandlung (data on file).

schätzt wird, wenn diese spontan berichtet und nicht gezielt erfragt werden, z.B. mit strukturierten Erfassungsinstrumenten (Bonierbale et al. 2003). In den Agomelatin-Studien wurde sowohl die spontan berichtete sexuelle Dysfunktion dokumentiert als auch mit strukturierten Erfassungsinstrumenten gezielt danach gefragt.

In einer gepoolten Analyse aller Agomelatin-Studien betrug die spontan berichtete Rate an unerwünschten Wirkungen in Bezug auf die sexuelle Dysfunktion bei Männern 0,7 % in der Agomelatin-Gruppe (n = 3792) verglichen mit 1,1 % bei Placebo (n = 826), 2,4 % in der Gruppe der mit SSRIs-behandelten Patienten (Paroxetin 20 mg pro Tag, Fluoxetin 20 mg pro Tag oder Sertralin 50–100 mg pro Tag, n = 892) und 1 % in der Gruppe der mit Venlafaxin behandelten Patienten (75–150 mg pro Tag, n = 307) (Kennedy u. Rizvi 2010).

Die Studie 14 (Kennedy et al. 2008) war speziell darauf ausgelegt, den Effekt von Agomelatin auf die sexuelle Funktion im Vergleich zu Venlafaxin XR zu untersuchen. Verwendet wurde das Sex Effects Questionnaire (Kennedy et al. 2006). Bei Studienbeginn sexuell aktive Patienten berichteten signifikant weniger Verschlechterung der sexuellen Funktion (definiert als eine Verschlechterung ≥ 1 Punkt) in den Domänen „Wunsch nach sexueller Aktivität und Orgasmus" in der Agomelatin-Gruppe verglichen mit Venlafaxin XR während einer 12-wöchigen Studie (Tab. 7.3). Dieser Unterschied blieb signifikant, wenn die Analysen getrennt für Frauen und Männer durchgeführt wurden, obwohl sich insbesondere bei Frauen eine Verschlechterung in der „globalen Zufriedenheit" mit einer Inzidenz von 4,1 % bei Agomelatin im Vergleich zu 15,3 % bei Venlafaxin (p = 0,002) fand.

Ebenso zeigte sich in dieser Studie ein signifikanter Gruppenunterschied bei der Subgruppe von Patienten, die bei Baseline sexuell aktiv waren und eine Remission ihrer depressiven Symptome erreicht hatten (n = 111). Hierbei war der Anteil der Männer, die über eine Verschlechterung des sexuellen Verlangens klagten, signifikant geringer in der Agomelatin-Gruppe im Vergleich zu Venlafaxin (3,6 % vs.19,4 %; p < 0,007). Ein ähnliches Bild ergab sich auch bei Frauen, bei denen nur 4,3 % unter einer Behandlung mit Agomelatin über eine Verschlechterung des Orgasmus klagten im Gegensatz zu 21,2 % unter Venlafaxin (p < 0,0001) (Kennedy et al. 2008).

Bei sexuell aktiven, gesunden Männern zeigte Agomelatin eine bessere Verträglichkeit in Bezug auf die sexuelle Funktion als Paroxetin. In einer randomisierten placebokontrollierten 8-wöchigen Studie unter Einschluss von 92 gesunden Männern (Montejo et al. 2010) wurde die sexuelle Dysfunktion unter der Verwendung des Psychotropic Related Sexual Dysfunction Questionnaire (PRSEXDQ) erfasst (Montejo et al. 2000). Bei der letzten Evaluation nach Baseline zeigte sich eine Inzidenz von moderaten bis schweren sexuellen Dysfunktionen von 4,5 % bei einer Behandlung mit Agomelatin 25 mg pro Tag, 4,8 % bei Agomelatin 50 mg pro Tag und 4,3 % bei Placebo (kein signifikanter Unterschied bei beiden Dosierungen von Agomelatin vs. Placebo) verglichen mit 61,9 % bei einer Behandlung mit 20 mg Paroxetin pro Tag (p < 0,0001 für beide Dosierungen von Agomelatin vs. Paroxetin). Der PRSEXDQ-Gesamtwert betrug

Tab. 7.**3** Inzidenzraten (%): Verschlechterung der sexuellen Funktion (definiert als eine Reduktion von ≥ 1 Punkt im Vergleich zu Baseline in jeder Domäne), erfasst mit dem Sex Effects Questionnaire bei depressiven Patienten, die bei Baseline sexuell aktiv waren (nach Kennedy et al. 2008).

Domäne	Agomelatin 50 mg/d (n = 103)	Venlafaxin 150 mg/d (n = 90)	p-Wert
Sexuelles Verlangen	6,6	16,4	< 0,0001
Erregung	9,2	11,4	0,322
Orgasmus	9,1	18,5	0,001
Globale Zufriedenheit	4,9	12,5	0,005
Gesamt-Score	8,2	15,2	< 0,0001

0,9 ± 0,2 bei Agomelatin 25 mg pro Tag, 0,2 ± 0,9 bei Agomelatin 50 mg pro Tag und 0,5 ± 1,2 bei Placebo im Vergleich zu 5,2 ± 3,6 bei Paroxetin. Auch hier zeigte sich kein signifikanter Unterschied für beide Dosierungen von Agomelatin im Vergleich zu Placebo, jedoch fand sich ein signifikanter Unterschied zu Paroxetin (p < 0,0001 bei beiden Dosierungen) (Abb. 7.**2**).

> Sexuelle Funktionsstörungen unter Agomelatin liegen auf Placebo-Niveau.

Zusammenfassend lässt sich feststellen, dass sich sowohl in Studien mit spontan berichteten unerwünschten Arzneimittelwirkungen als auch unter Verwendung strukturierter Erfassungsinstrumente für sexuelle Funktionsstörungen eine sehr gute Verträglichkeit von Agomelatin im Hinblick auf die sexuelle Funktion sowohl bei Frauen als auch Männern mit Depression wie auch bei gesunden männlichen Versuchsteilnehmern gezeigt hat.

7.4.5 Wirkung auf verschiedene biologische Parameter

Alle bisher zur Verfügung stehenden Daten aus den klinischen Studien sowie aus der nicht-interventionellen Studie zeigen, dass es unter einer Behandlung mit Agomelatin zu keinen klinisch relevanten Veränderungen über die Zeit in Bezug auf biochemische oder hämatologische Parameter kommt, mit Ausnahme der Serumtransaminasen. Reversible Erhöhungen um mehr als das Dreifache des oberen Grenzwerts von ALT (GPT) und/oder AST (GOT) wurden bei 1,1 % der mit Agomelatin behandelten Patienten im Vergleich zu 0,7 % der mit Placebo behandelten Patienten in den klinischen Studien gefunden. Die Transaminasenerhöhungen waren ohne klinische Zeichen überwiegend innerhalb des ersten Monats der Behandlung aufgetreten und zeigten einen transienten Verlauf. Eine Erhöhung der Leberwerte wurde unter Agomelatin 50 mg häufiger beobachtet als unter 25 mg (1,39 % bzw. 1,04 %). Eine gepoolte Analyse der Studien 13 (Lemoine et al. 2007) und 14 (Kennedy et al. 2008) zeigte eine vergleichbare Inzidenzrate bei Agomelatin (1,39 %) wie bei einer Behandlung mit 75–150 mg Venlafaxin pro Tag (1,53 %) (Kennedy u. Rizvi 2010).

In der nicht-interventionellen Studie (Laux 2011) wurden nach 12-wöchiger Behandlung mit Agomelatin in 0,4 % der Fälle eine erhöhte ALT (> 3-fach des oberen Normbereiches) dokumentiert, bei 0,2 % der Patienten erhöhte AST-Werte (> 3-fach des oberen Normbereiches) (Tab. 7.**4**).

Zusammenfassend kann man feststellen, dass nach der bisherigen Datenlage, basierend auf den placebokontrollierten Kurz- und Langzeitstudien sowie den Studien mit aktiven Vergleichssubstanzen und der offenen, nicht-interventionellen Studie (Laux 2011), eine Behandlung mit Agomelatin zu keiner klinisch relevanten Veränderung biologischer Parameter führt. Insbesondere zeigt sich nur eine geringe Rate an klinisch relevanten Leberwertveränderungen. Die beobachteten Erhöhungen der Lebertransaminasen waren reversibel (Stahl et al. 2010, Zajecka et al. 2010, Fachinformation 2011). Nichtsdestotrotz ist bei einer Behandlung mit Agomelatin (wie auch bei anderen Antidepressiva) eine regelmäßige Leberwertkontrolle gemäß aktueller Leitlinie und der Agomelatin-Fachinformation notwendig (Fachinformation 2011).

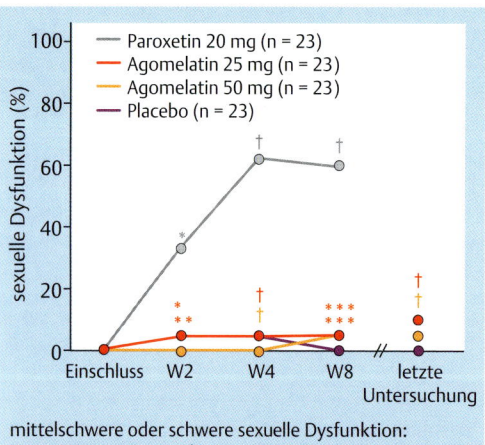

mittelschwere oder schwere sexuelle Dysfunktion:
PRSexDQ Item 3 = 3 oder Item 4, 5 oder 6 ≥ 2
*p < 0,05; **p < 0,01; ***p < 0,001; †p ≤ 0,0001
(Agomelatin vs. Paroxetin oder Paroxetin vs. Placebo)

Abb. 7.2 Anteil der Probanden mit einer sexuellen Dysfunktion bei den einzelnen Studienvisiten. Über den Zeitraum von 8 Wochen fand sich ein signifikant geringerer Anteil an Probanden mit einer sexuellen Dysfunktion sowohl unter 25 mg als auch unter 50 mg Agomelatin pro Tag im Vergleich zu Paroxetin 20 mg (nach Montejo et al. 2010).

Tab. 7.**4** Untersuchung der Lebertransaminasen unter Agomelatin über eine Behandlungsdauer von 12 Wochen in der täglichen ärztlichen Praxis (nicht-interventionelle Studie; [nach Laux 2011]).

Kategorie	Visite 1 (Aufnahme)		Visite 3 (Woche 6)		Visite 4 (Woche 12)	
	n	%	n	%	n	%
ALT ≤ obere Norm	2022	88,1	1651	86,6	1415	85,3
ALT > obere Norm, ≤ 3 x obere Norm	268	11,7	251	13,2	236	14,2
ALT > 3 x obere Norm	5	0,2	4	0,2	7	0,4
AST ≤ obere Norm	2041	91,3	1680	89,7	1463	89,2
AST > obere Norm, ≤ 3 × obere Norm	189	8,5	190	10,1	174	10,6
AST > 3 x obere Norm	5	0,2	3	0,2	3	0,2

7.4.6 Adhärenz

In den Studien 13–15 (Lemoine et al. 2007, Kennedy et al. 2008, Kasper et al. 2010b) wurde die anhaltende medikamentöse Compliance (Adhärenz) der Patienten bei Behandlung mit Agomelatin mit der medikamentösen Compliance bei den aktiven Vergleichssubstanzen verglichen. Es fand sich kein statistisch signifikanter Unterschied zwischen Agomelatin und der jeweiligen aktiven Vergleichssubstanz in Bezug auf den Anteil der Patienten, die die doppelblinde Verlängerungsphase über 6 Monate abgeschlossen haben (Studie 13: Agomelatin 70,3 % vs. Venlafaxin 61,7 %; Studie 14: Agomelatin 73 % vs. Venlafaxin 64,7 %; Studie 15: Agomelatin 64,7 % vs. Sertralin 58,3 % (Kennedy u. Rizvi 2010). In einer Metaanalyse dieser 3 Studien betrug der Anteil der Patienten, die die 6-monatige Therapie mit Agomelatin abgeschlossen haben 69,4 % (n = 454) verglichen mit 61,5 % in der kombinierten Gruppe der aktiven Vergleichssubstanzen (n = 465; p < 0,05) (Kennedy u. Rizvi 2010).

7.4.7 Absetzphänomene

Der Effekt des abrupten Absetzens von Agomelatin wurde in einer randomisierten doppelblinden placebokontrollierten Absetzstudie mit der aktiven Vergleichssubstanz Paroxetin untersucht (Montgomery et al. 2004). Die Patienten erhielten randomisiert entweder Agomelatin 25 mg pro Tag oder Paroxetin 20 mg pro Tag über 12 Wochen. In diesem Zeitraum remittierte Patienten wurden er-

neut randomisiert und für weitere 2 Wochen mit der gleichen Dosis weiter behandelt oder abrupt auf Placebo umgestellt. Absetzsymptome wurden mithilfe der DESS-Skala (Discontinuation-Emergent Signs and Symptoms) 1 und 2 Wochen nach Placebo-Substitution erfasst (Rosenbaum et al. 1998).

Nach einer Woche fanden sich im DESS-Score zwischen Patienten, bei denen die Behandlung mit Agomelatin fortgesetzt wurde (4,4 ± 5,7), und denen, bei denen die Behandlung mit Agomelatin abgebrochen wurde (3,0 ± 4,2), keinerlei signifikante Unterschiede (p = 0,250). Im Gegensatz dazu berichteten die Patienten, bei denen eine Behandlung mit Paroxetin abrupt abgesetzt wurde, signifikant höhere Werte in der DESS-Skala (7,3 ± 7,1) im Vergleich zu denen, bei denen die Behandlung mit Paroxetin fortgesetzt wurde (3,5 ± 4,1; p < 0,001) (Abb. 7.**3**). 8 Symptome in der DESS-Skala wurden signifikant häufiger nach Absetzen von Paroxetin berichtet (p < 0,05): Insomnie, Träumen, Schwindelgefühle, Muskelschmerzen, Übelkeit, Durchfall, Naselaufen und Frösteln (Montgomery et al. 2004).

> Der Abbruch der Agomelatin-Therapie führte zu keinen statistisch fassbaren Absetzsymptomen.

Absetzsymptome wurden auch bei Patienten mit generalisierter Angststörung unter Verwendung der DESS-Skala erfasst (Stein et al. 2008). In dieser Studie war der Anteil der Patienten mit ≥ 1 DESS-Symptom nach Beendigung der Behandlung geringer bei Patienten, die mit 25–50 mg Ago-

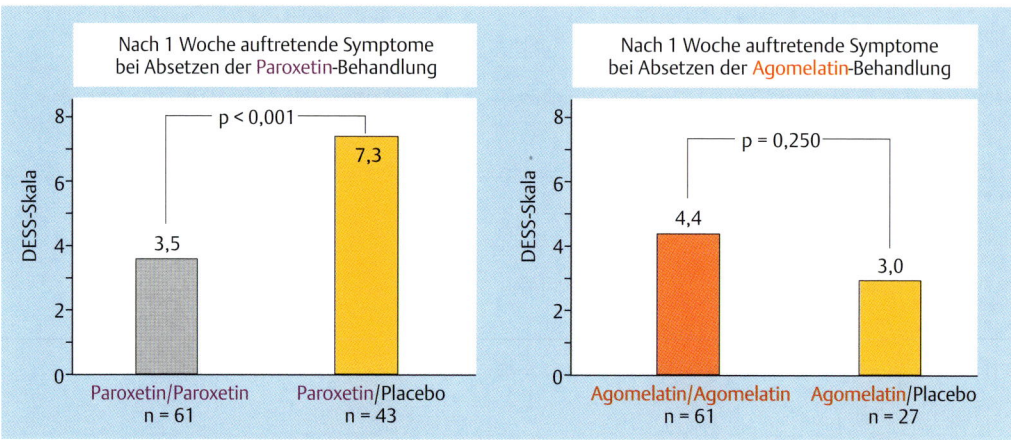

Abb. 7.**3**   Absetzsymptome nach abrupter Beendigung der Behandlung depressiver Patienten mit Agomelatin 25 mg im Vergleich zu Paroxetin 20 mg (nach Montgomery et al. 2004).

melatin pro Tag behandelt wurden (39,5 %) als bei mit Placebo behandelten Patienten (43,8 %). Auch unterschied sich die mittlere Anzahl der DESS-Symptome bei Patienten, bei denen abrupt Agomelatin abgesetzt wurde (1,8 ± 2,9), nicht von den Patienten, bei denen Placebo abgesetzt wurde (2,0 ± 3,5). Zusammenfassend zeigen diese Daten, dass bei abruptem Absetzen von Agomelatin auch in dieser Patientengruppe keine Absetzsymptome beobachtet werden.

8 Literatur

American Psychiatric Association. Diagnostic and Statistical Manual of Mental Disorders – DSM-IV. Washington DC; 2000

Armstrong SM, McNulty OM et al. Successful use of S20098 and melatonin in an animal model of delayed sleep-phase syndrome (DSPS). Pharmacol Biochem Behav 1993; 46(1): 45–49

Audinot V, Mailliet F et al. New selective ligands of human cloned melatonin MT1- und MT2 receptors. Naunyn-Schmiedeberg´s Arch Pharmacol 2003; 367: 553–561

Bajbouj M, Lisanby SH et al. Evidence for impaired cortical inhibition in patients with unipolar major depression. Biol Psychiatry 2006; 59(5): 395–400

Barden N, Shink E et al. Antidepressant action of agomelatine (S 20098) in a transgenic mouse model. Prog Neuropsychopharmacol Biol Psychiatry 2005; 29(6): 908–916

Basner M, Fomberstein KM et al. American time use survey: sleep time and its relationship to waking activities. Sleep 2007; 30(9): 1085–1095

Benedetti, F, B. Barbini et al. (2007). Chronotherapeutics in a psychiatric ward. Sleep Med Rev 11: 509–522

Berger, van Calker D et al. Sleep and manipulations of the sleep-wake rhythm in depression. Acta Psychiatr Scand 2003; 418 (Suppl.): 83–91

Bertaina-Anglade V, la Rochelle CD et al. Antidepressant-like effects of agomelatine (S 20098) in the learned helplessness model. Behav Pharmacol 2006; 17(8): 703–713

Blask DE. Melatonin, sleep disturbance and cancer risk. Sleep Med Rev 2009; 13(4): 257–264

Bonierbale M, Lancon C et al. The ELIXIR study: evaluation of sexual dysfunction in 4557 depressed patients in France. Curr Med Res Opin 2003; 19(2): 114–124

Bourin M, Mocaer E et al. Antidepressant-like activity of S 20098 (agomelatine) in the forced swimming test in rodents: involvement of melatonin and serotonin receptors. J Psychiatry Neurosci 2004; 29(2): 126–133

Brhlikova P, Pollock AM et al. Global burden of disease estimates of depression – how reliable is the epidemiological evidence? J R Soc Med 2011; 104(1): 25–34

Calabrese F, Molteni R et al. Neuronal plasticity: a link between stress and mood disorders. Psychoneuroendocrinology 2009; 34 (Suppl. 1): S208-S216

Calabrese JR, Guelfi JD et al. Agomelatine adjunctive therapy for acute bipolar depression: preliminary open data. Bipolar Disord 2007; 9(6): 628–635

Chilman-Blair K. Agomelatine. Drug Future 2003; 28(1): 7–13

Corbach-Söhle S, Schmelting B et al. Comparison of agomelatine and melatonin for effects in chronically stressed tree shrews, an animal model of depression. Eur Neuropsychopharmacol 2007; 17: S.364-S.365

EMEA. CHMP Assessment report for Valdoxan (Agomelatine); 2008

Emens J, Lewy A et al. Circadian misalignment in major depressive disorder. Psychiatry Res 2009; 168(3): 259–261

Fachinformation (2011). Valdoxan 25 mg

Fornaro M, Prestia D et al. A systematic, updated review on the antidepressant agomelatine focussing on its melatonergic modulation. Current Neuropharmacology 2010; 8: 287–304

Frank E. Interpersonal and social rhythm therapy: a means of improving depression and preventing relapse in bipolar disorder. J Clin Psychol 2007; 63(5): 463–473

Fuchs E, Simon M et al. Pharmacology of a new antidepressant: benefit of the implication of the melatonergic system. Int Clin Psychopharmacol 2006; 21 (Suppl. 1): S17-S20

Gartlehner G, Thieda P et al. Comparative risk for harms of second-generation antidepressants: a systematic review and meta-analysis. Drug Saf 2008; 31(10): 851–865

Golden RN, Gaynes BN et al. The efficacy of light therapy in the treatment of mood disorders: a review and meta-analysis of the evidence. Am J Psychiatry 2005; 162(4): 656–662

Goodwin GM, Emsley R et al. Agomelatine prevents relapse in patients with major depressive disorder without evidence of a discontinuation syndrome: a 24-week randomized, double-blind, placebo-controlled trial. J Clin Psychiatry 2009; 70(8): 1128–1137

Goodwin GM, Rouillon F et al. Long-term treatment with agomelatine: prevention of relapse in patients with major depressive disorder over 10 months. Eur Neuropsychopharmacol 2008; 18(Suppl 4): S338

Gorwood P. Restoring circadian rhythms: a new way to successfully manage depression. J Psychopharmacol 2010; 24(2 Suppl): 15–19

Guy W. Clinical Global Impressions (CGI). ECDEU assessment manual for psychopharmacology: publication ADM 76–338. E. Rockville: Us Department of Health and N. I. o. M. H. Welfare 1976; 218–222

Hajak G. Agomelatin und der Schlaf-Wach-Rhythmus bei Depression. Psychopharmakotherapie 2009; Suppl. 19: 15–20

Hajak G. Restoring circadian rhythms for an optimal management of depression. Time to enter a new era in depression management. G. M. Goodwin, Elsevier Masson: 2010; 77–91

Hajak G, Landgrebe M. Circadian rhythms: Evolution of a core symptom of depression. WPA Bulletin on Depression 2010a: 16(43): 12–16

Hajak G, Landgrebe M. Depression als zirkadiane Rhythmusstörung: Wenn die Uhr das Verhalten steuert. Neurotransmitter 2010b; 9: 26–32

Hajak G, Landgrebe M. Time and depression. When the internal clock does not work. Medicographia 2010c; 32(2): 146–151

Hajak G, Popp R. Circadian rhythm resynchronisation in the treatment of depression. In: Mendlewicz J, ed. Circadian rhythms and depression. Current understanding and new therapeutic perspectives. Rueil-Malmaison: Wolters Kluwer Health France: 2008

Hajak G, Popp R. Chronotherapeutische Verfahren der Depressionsbehandlung. Neurologe und Psychiater 2009; 3: 56–66

Hale A, Corral R et al. Superior antidepressant efficacy results of agomelatine versus fluoxetine in severe MDD patients: a randomized, double-blind study. Int Clin Psychopharmacol e-pub ahead of print 2010

Hamilton M. The assessment of anxiety states by rating. Br J Med Psychol 1959; 32(1): 50–55

Hamilton M. A rating scale for depression. J Neurol Neurosurg Psychiatry 1960; 23: 56–62

Hamon M, Bourgoin S. Pharmacological profile of antidepressants: a likely basis for their efficacy and side effects? Eur Neuropsychopharmacol 2006; 16 (Suppl. 5): S625-S632

Hatzinger M. Biological treatment strategies of depression – psychopharmacology and non-pharmacological methods. Ther Umsch 2010; 67(11): 585–591

Hemmeter UM, Hemmeter-Spernal J et al. Sleep deprivation in depression. Expert Rev Neurother 2010; 10(7): 1101–1115

Hiemke C. Pharmakologie von Agomelatin. Psychopharmakotherapie 2009; 16 (Suppl. 19): 2–5

Howland RH. Sleep Interventions for the treatment of depression. J Psychosoc Nurs Ment Health Serv 2010; 49(1): 1–4

Hunt SM, McKenna SP. The QLDS: a scale for the measurement of quality of life in depression. Health Policy 1992; 22(3): 307–319

Jacobi F, Klose M et al. [Mental disorders in the community: healthcare utilization and disability days]. Bundesgesundheitsblatt Gesundheitsforschung Gesundheitsschutz 2004; 47(8): 736–744

Kasper S. Superior efficacy results of agomelatine in a pooled analysis versus SSRI SNRI. Eur Neuropsychopharmacol 2010a; 20 (Suppl 3): S348

Kasper S, Hajak G et al. Efficacy of the novel antidepressant agomelatine on the circadian rest-activity cycle and depressive and anxiety symptoms in patients with major depressive disorder: a randomized, double-blind comparison with sertraline. J Clin Psychiatry 2010b; 71(2): 109–120

Kennedy SH, Emsley R. Placebo-controlled trial of agomelatine in the treatment of major depressive disorder. Eur Neuropsychopharmacol 2006;16(2): 93–100

Kennedy SH, Fulton KA et al. Sexual function during bupropion or paroxetine treatment of major depressive disorder. Can J Psychiatry 2006; 51(4): 234–242

Kennedy SH, Rizvi S. Agomelatine in the treatment of major depressive disorder – Review Article. CNS Drugs 2010; 24(6): 479–499

Kennedy SH, Rizvi S et al. A double-blind comparison of sexual functioning, antidepressant efficacy, and tolerability between agomelatine and venlafaxine XR. J Clin Psychopharmacol 2008; 28(3): 329–333

Lam RW. The circadian dimension of core depressive symptoms. In: Mendlewicz J, ed. Circadian rhythms and depression. Current understanding and new therapeutic perspectives. Rueil-Malmaison: Wolters Kluwer Health France; 2008

Laux G. Antidepressive Therapie mit Agomelatin in der Facharztpraxis. Ergebnisse der VIVALDI-Studie. Psychopharmakotherapie 2011; 18: 18–26

Lemoine P, Guilleminault C et al. Improvement in subjective sleep in major depressive disorder with a novel antidepressant, agomelatine: randomized, double-blind comparison with venlafaxine. J Clin Psychiatry 2007; 68(11): 1723–1732

Leon AC, Shear MK et al. Assessing impairment in patients with panic disorder: the Sheehan Disability Scale. Soc Psychiatry Psychiatr Epidemiol 1992; 27(2): 78–82

Loo H, Hale A et al. Determination of the dose of agomelatine, a melatoninergic agonist and selective 5-HT(2C) antagonist, in the treatment of major depressive disorder: a placebo-controlled dose range study. Int Clin Psychopharmacol 2002; 17(5): 239–247

Martinet L, Guardiola-Lemaitre B et al. Entrainment of circadian rhythms by S-20098, a melatonin agonist, is dose and plasma concentration dependent. Pharmacol Biochem Behav 1996; 54(4): 713–718

Mead GE, Morley W et al. Exercise for depression. Cochrane Database Syst Rev 2009; 3: CD004366

Millan MJ, Gobert A et al. The novel melatonin agonist agomelatine (S20098) is an antagonist at 5-hydroxytryptamine 2C receptors, blockade of which enhances the activity of frontocortical dopaminergic and adrenergic pathways. J Pharmacol Exp Ther 2003; 306(3): 954–964

Montejo AL, Garcia M et al. [Psychometric characteristics of the psychotropic-related sexual dysfunction questionnaire. Spanish work group for the study of psychotropic-related sexual dysfunctions]. Actas Esp Psiquiatr 2000; 28(3): 141–150

Montejo A, Prieto N et al. Better sexual acceptability of agomelatine (25 and 50 mg) compared with paroxetine (20 mg) in healthy male volunteers. An 8-week, placebo-controlled study using the PRSEXDQ-SALSEX scale. J Psychopharmacol 2010; 24(1): 111–120

Monteleone P, Martiadis V et al. Circadian rhythms and treatment implications in depression. Prog Neuropsychopharmacol Biol Psychiatry 2010 Aug 5. [Epub ahead of print]

Montgomery SA, Asberg M. A new depression scale designed to be sensitive to change. Br J Psychiatry 1979; 134: 382–389

Montgomery SA, Kasper S. Severe depression and antidepressants: focus on a pooled analysis of placebo-controlled studies on agomelatine. Int Clin Psychopharmacol 2007; 22(5): 283–291

Montgomery SA, Kennedy SH et al. Absence of discontinuation symptoms with agomelatine and occurrence of discontinuation symptoms with paroxetine: a randomized, double-blind, placebo-controlled discontinuation study. Int Clin Psychopharmacol 2004; 19(5): 271–280

Nabkasorn C, Miyai N et al. Effects of physical exercise on depression, neuroendocrine stress hormones and physiological fitness in adolescent females with depressive symptoms. Eur J Public Health 2006; 16(2): 179–184

Norman TR, Irons J et al. Effect of the novel antidepressant agomelatine in the olfactory bulbectomised rat. Int J Neuropsychopharmacol 2004; 7 (Suppl. 1): S 461

Olié JP, Kasper S. Efficacy of agomelatine, a MT1/MT2 receptor agonist with 5-HT2C antagonistic properties, in major depressive disorder. Int J Neuropsychopharmacol 2007; 10(5): 661–673

Papakostas GI. Dopaminergic-based pharmacotherapies for depression. Eur Neuropsychopharmacol 2006; 16(6): 391–402

Papp M, Gruca P et al. Effect of agomelatine in the chronic mild stress model of depression in the rat. Neuropsychopharmacology 2003; 28(4): 694–703

Pariante CM, Lightman SL. The HPA axis in major depression: classical theories and new developments. Trends Neurosci 2008; 31(9): 464–468

Parrott AC, Hindmarch I. Factor analysis of a sleep evaluation questionnaire. Psychol Med 1978; 8(2): 325–329

Pietroiusti A, Neri A et al. Incidence of metabolic syndrome among night-shift healthcare workers. Occup Environ Med 2010; 67(1): 54–57

Pjrek E, Winkler D et al. Agomelatine in the treatment of seasonal affective disorder. Psychopharmacology 2007; 190(4): 575–579

Quera Salva MA, Hajak G et al. Efficacy and safety of agomelatine in patients with major depressive disorder compared to escitalopram: a randomized double-blind study. Int J Neuropsychopharmacol 2010; P03–043

Racagni G, Popoli M. The pharmacological properties of antidepressants. Int Clin Psychopharmacol 2010; 25(3): 117–131

Rao S, Zisook S. Anxious depression: clinical features and treatment. Curr Psychiatry Rep 2009; 11(6): 429–436

Rauchenzauner M, Ernst F et al. Arrhythmias and increased neuro-endocrine stress response during physicians' night shifts: a randomized cross-over trial. Eur Heart J 2009; 30(21): 2606–2613

Ravindran AV, Lam RW et al. Canadian Network for Mood and Anxiety Treatments (CANMAT) Clinical guidelines for the management of major depressive disorder in adults. V. Complementary and alternative medicine treatments. J Affect Disord 2009; 117 (Suppl. 1):S54-S64

Redman JR, Guardiola-Lemaitre B et al. Dose dependent effects of S-20098, a melatonin agonist, on direction of re-entrainment of rat circadian activity rhythms. Psychopharmacology 2009; 18(4): 385–390

Riemann D. Does effective management of sleep disorders reduce depressive symptoms and the risk of depression? Drugs 2009; 69 (Suppl. 2): 43–64

Rosenbaum JF, Fava M et al. Selective serotonin reuptake inhibitor discontinuation syndrome: a randomized clinical trial. Biol Psychiatry 1998; 44(2): 77–87

San L, Arranz B. Agomelatine: a novel mechanism of antidepressant action involving the melatonergic and the serotonergic system. Eur Psychiatry 2008; 23(6): 396–402

Sanacora G, Gueorguieva R et al. Subtype-specific alterations of gamma-aminobutyric acid and glutamate in patients with major depression. Arch Gen Psychiatry 2004; 61(7): 705–713

Schmauß M, Messer M. Affektive Erkrankungen – Depressive Störungen, besondere Patientengruppen. Therapietabellen Neurologie/Psychiatrie 2010; 44: 14

Schomerus G, Matschinger H et al. The stigma of psychiatric treatment and help-seeking intentions for depression. Eur Arch Psychiatry Clin Neurosci 2009; 259(5): 298–306

Sher L, Mann JJ et al. Lower cerebrospinal fluid homovanillic acid levels in depressed suicide attempters. J Affect Disord 2006; 90(1): 83–89

Souetre E, Salvati E et al. Effect of recovery on the cortisol circadian rhythm of depressed patients. Biol Psychiatry 1988a; 24(3): 336–340

Souetre E, Salvati E et al. Twenty-four-hour profiles of body temperature and plasma TSH in bipolar patients during depression and during remission and in normal control subjects. Am J Psychiatry 1988b; 145(9): 1133–1137

Souetre E, Salvati E et al. Circadian rhythms in depression and recovery: evidence for blunted amplitude as the main chronobiological abnormality. Psychiatry Res 1989; 28(3): 263–278

Stahl SM. Novel mechanism of antidepressant action: norepinephrine and dopamine disinhibition (NDDI) plus melatonergic agonism. Int J Neuropsychopharmacol 2007; 10(5): 575–578

Stahl SM. Stahl's Essential Psychopharmacology – Neuroscientific Basis and Practical Applications. Cambridge, New York: Cambridge University Press; 2008

Stahl SM, Fava M et al. Agomelatine in the treatment of major depressive disorder: an 8-week, multicenter, randomized, placebo-controlled trial. J Clin Psychiatry 2010; 71(5): 616–626

Stein DJ, Ahokas AA et al. Efficacy of agomelatine in generalized anxiety disorder: a randomized, double-blind, placebo-controlled study. J Clin Psychopharmacol 2008; 28(5): 561–566

Swartz HA, Frank E. Interpersonal and social rhythm therapy: a non-pharmacological intervention addressing circadian rhythm dysregulation in depression. In: Mendlewicz J, ed. Circadian rhythms and depression: Current understanding and new therapeutic perspectives. Rueil-Malmaison: Wolters Kluwer Health France; 2008: 51–76

Thase ME. Depression and sleep: pathophysiology and treatment. Dialogues Clin Neurosci 2006; 8(2): 217–226

Turek FW. Biological locks, circadian rhythms, and psychiatric disorders. In: Mendlewicz J, ed. Circadian rhythms and depression. Current understanding and new therapeutic perspectives. Rueil-Malmaison: Wolters Kluwer Health France; 2008

Tuunainen A, Kripke DF et al. Light therapy for non-seasonal depression. Cochrane Database Syst Rev 2004; 2: CD004050

Violanti JM, Burchfiel CM et al. Atypical work hours and metabolic syndrome among police officers. Arch Environ Occup Health 2009; 64(3): 194–201

Wasserman D, Wasserman J et al. Genetics of HPA-axis, depression and suicidality. Eur Psychiatry 2010; 25(5): 278–280

Wittchen HU, Pittrow D. Prevalence, recognition and management of depression in primary care in Germany: the Depression 2000 study. Hum Psychopharmacol 2002; 17 (Suppl. 1): S1-S11

Yamaguchi S, Isejima H et al. Synchronization of cellular clocks in the suprachiasmatic nucleus. Science. 2003; 302(5649): 1408–1412

Zajecka J, Schatzberg A et al. Efficacy and safety of agomelatine in the treatment of major depressive disorder: a multicenter, randomized, double-blind, placebo-controlled trial. J Clin Psychopharmacol 2010; 30(2): 135–144

Zigmond AS, Snaith RP. The hospital anxiety and depression scale. Acta Psychiatr Scand 1983; 67(6): 361–370

Zimmerman M, Posternak M et al. Which factors influence psychiatrists' selection of antidepressants? Am J Psychiatry 2004; 161(7): 1285–1289

Zlotos DP. Recent advances in melatonin receptor ligands. Arch Pharm (Weinheim) 2005; 338(5–6): 229–247

9 Sachverzeichnis